Heinz Schiegl, gebürtiger Nürnberger, studierte Musik, Harmonie-
lehre und Aufnahmetechnik. Bis 1969 war er als freier Komponist
und Musikproduzent tätig, um sich dann dem Studium der Naturheilkunde zu widmen. Neben den klassischen Naturheilverfahren
waren es vor allem die Heilkräfte der Farben, die ihn faszinierten.
Nach seiner Niederlassung im Jahre 1974 als Heilpraktiker in
Fürth behandelte er mit Farblicht und farbaktivierten, homöopathischen Arzneimitteln und konnte so umfangreiche Erfahrungen
sammeln. In langen Versuchsreihen erarbeitete er eine Methode,
um die Behandlung mit Farblichtstrahlen und den Heilkräften der
Farben einem breiten Publikum zugänglich zu machen. Die für die
professionelle Behandlung notwendigen Bestrahlungsgeräte sowie
Strahler für den Heimgebrauch wurden ebenso von Heinz Schiegl
entwickelt, wie die »Color-Klang-Cassetten« und die »Psycho-
Color-Therapie«.

W0247120

ALTERNATIV HEILEN

Herausgegeben von Gerhard Riemann

Dieses Buch wurde auf chlor- und säurefreiem Papier gedruckt.

Vollständig neu bearbeitete und erweiterte Taschenbuchausgabe
August 1993
Droemersche Verlagsanstalt Th. Knaur Nachf., München
© 1979 Verlag Hermann Bauer KG, Freiburg i. Breisgau
Umschlaggestaltung Peter F. Strauss
Satz IBV Satz- und Datentechnik GmbH, Berlin
Druck und Bindung Ebner Ulm
Printed in Germany
ISBN 3-426-76041-X

2 4 5 3 1

HEINZ SCHIEGL

Color-Therapie

Heilung
durch die Kraft
der Farben

Mit 6 Farbfiltern

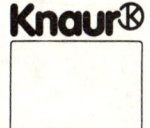

Inhalt

Vorwort
zur ersten Auflage

Die Menschen unserer Tage sind so vielen Einflüssen ausgesetzt, daß in den meisten Fällen der natürliche, also biologische Lebensablauf nicht mehr voll gewährleistet wird.

Wenn man von direkten Umweltgiften, die als in denaturierten Lebensmitteln enthaltene chemische Giftstoffe dem Körper zugeführt werden, einmal absieht, sind es sehr oft auch psychische Faktoren, die das körperliche Wohlbefinden nachhaltig beeinträchtigen. Die Ursachen hierfür sind in unserer überzivilisierten, leistungsorientierten Konsumgesellschaft zu suchen, in deren Schemata der heutige Mensch hineingepreßt wird. Für die individuelle Entfaltung des einzelnen als Persönlichkeit bleibt dadurch fast kein Spielraum.

Ein Ausbruch aus dieser Zwangssituation ist nur durch strikte Änderung der Lebensweise zu erreichen und scheitert am festgefahrenen System und am Wohlstandsdenken schlechthin. Oft endet der Versuch in einem Isolationszustand, in Resignation oder, in besonders krassen Fällen, mit Selbstmordversuchen, wie zahlreiche Krankengeschichten beweisen.

Nun ist es keinesfalls nur der viel und gern zitierte Streß, der manche Zeitgenossen zu nervlichen Wracks und besonders anfällige Personen zu Herz- und Kreislaufpatienten werden läßt. Auch eine spontan erzwungene Untätigkeit geistiger oder körperlicher Art kann ebenso Depressionen, Kreislaufstörungen, pektanginöse Beschwerden oder sogar einen Koronarinfarkt auslösen. Wie wäre es sonst zu erklären, daß auch Menschen, die plötzlich aus dem Arbeitsprozeß für immer ausscheiden, wie z. B. Rentner beiderlei Geschlechts, an einem sogenannten Anpassungs-Syndrom erkranken?

Statt die wohlverdiente Ruhe genießen zu können, muß sich dieser Personenkreis jetzt das Leben durch Magen- und Darmstörungen, Schlaflosigkeit, Kopfschmerzen, Schwindel- und Angstgefühle oder andere unklare Beschwerden vergällen lassen, ohne daß organische Ursachen dafür erkennbar sind.

Es handelt sich dabei um psycho-somatische Erkrankungen, also um Krankheitserscheinungen, denen keine Organschädigung zugrunde liegt, wobei sich jedoch die Organe so verhalten, als wäre dies der Fall.

Ausschlaggebend für dieses Fehlverhalten oder die Funktionsstörungen sind hierbei die falschen Steuerimpulse, die vom Gehirn als übergeordneter »Befehlszentrale« an die einzelnen Organe oder Körperbereiche gesandt werden.

Während man im Verlauf der letzten Jahrzehnte die schädlichen Umwelteinflüsse auf den körperlichen und seelischen Gesundheitszustand der Menschen mehr und mehr erkannt hat und diesen seit einigen Jahren weltweit verstärkte Beachtung schenkt, ist es wenig bekannt, daß auch Farben für das organische und psychische Gleichgewicht der Gesamtheit Mensch eine große Rolle spielen.

Für das Wohlbefinden ist ein ausgeglichener Farbenhaushalt äußerst wichtig. Ein Farbendefizit kann deshalb eine große Anzahl von Krankheitserscheinungen auslösen.

Umgekehrt kann man die Heilkraft der Farben auch zur Behandlung einer ganzen Reihe von Leiden und Beschwerden sinnvoll und wirksam einsetzen, besonders im psychosomatischen Bereich.

Im vorliegenden Buch soll versucht werden, die Farbenbehandlung, Color-Therapie genannt, in leichtverständlicher Form aufzuzeigen und auch weiteren Patientenkreisen als Heilmethode für den häuslichen Bereich zugänglich zu machen. Zu diesem Zweck habe ich ein besonderes System entwickelt, nach dem bereits viele Naturärzte und Heilpraktiker, Physiotherapeuten und ähnliche Berufsgruppen arbeiten.

Natürlich kann die Heimbehandlung niemals die professionelle Color-Therapie ersetzen, wie sie in fortschrittlichen Naturheilpraxen mit modernen Hochleistungsgeräten durch geschulte Therapeuten durchgeführt wird, denn der Einsatz anderer, konservativer Heilmethoden muß darauf eingestellt werden, dazu parallel laufen.

Die häusliche Anwendung ist deshalb vorwiegend für solche Personen gedacht, die aus Zeitmangel oder sonstigen Gründen keine Gelegenheit haben, einen ganzheitsmedizinisch bzw. naturheilkundlich orientierten Behandler aufzusuchen, oder die in Absprache mit ihrem Arzt die Farbenbehandlung zusätzlich durchführen möchten. In letzterem Fall bietet die Color-Therapie eine ergänzende Hilfe.

Ein altes Sprichwort sagt: »Vor die Therapie haben die Götter die Diagnose gesetzt.« Es muß deshalb an dieser Stelle jeder davor gewarnt werden, ohne genaue Kenntnis seiner Krankheit oder deren Ursache an sich selbst »herumzudoktern«. Oft verbergen sich hinter harmlosen Beschwerden schwerwiegende Erkrankungen, die nur fachärztlich erfaßt werden können. Deshalb ist auch vor der

Color-Therapie, wie vor jeder anderen Behandlungsart,
eine exakte Diagnose wichtig. Nur dann können Sie sich
optimal damit behandeln.

Fürth, im März 1978   *Heinz Schiegl*

Vorwort
zur zweiten Auflage

Meine Ausführungen über die Color-Therapie in der ersten Auflage des vorliegenden Buches zeigten ein erfreuliches Echo. Vor allem die vielen positiven Zuschriften haben mir bestätigt, daß ein großer Personenkreis der Farblichtbehandlung aufgeschlossen gegenübersteht. Natürlich – und das liegt in der Unterschiedlichkeit der Auffassungen – wurden auch einige ablehnende Stimmen laut.

Kritik ist gut, solange sie konstruktiv ist. Mit Polemik allein kann man jedoch eine Sache, mit der man sich nicht näher befaßt hat oder die man aus irgendwelchen Gründen nicht verstehen will, keinesfalls abtun, schon gar nicht, wenn es sich um eine so komplexe Materie wie die Color-Therapie handelt. Besonders das Kapitel über Atlantis bot den Gegnern und Kritikern eine willkommene Angriffsfläche; auch der Hinweis auf die Erkenntnisse Goethes gab Anlaß, die Heilkräfte der Farben anzuzweifeln und lediglich als Einbildung einzustufen.

Wenn ich das Buch mit Formeln, Meßdaten, Tabellen und Fakten über Untersuchungsergebnisse aufgebauscht hätte, wäre es vielleicht für einige wenige Fachleute interessanter gewesen; der vielschichtige Personenkreis aber, den ich durch die populär gehaltenen Ausführungen anspreche, würde sich dadurch wahrscheinlich nur langweilen. Unabhängig davon habe ich in der zweiten

Auflage manches plausibler dargestellt, verschiedenes ergänzt und einiges gestrichen, das Verwirrung stiften könnte.

Eines soll jedoch noch einmal klar betont werden: die Color-Therapie ist kein Allheilmittel und will auch keine Wunder vollbringen; sie kann jedoch – richtig angewandt – den Farbenhaushalt des menschlichen Körpers stabilisieren und somit viel zum Wohlbefinden beitragen.

Fürth, im März 1982   *Heinz Schiegl*

Vorwort zur vorliegenden Taschenbuchausgabe

Als ich 1977 meine ersten Arbeiten über die Heilkraft der Farben und die praktische Anwendung der Color-Therapie veröffentlichte, konnte ich noch nicht ahnen, welchen Stellenwert sanfte Heilweisen in der zukünftigen Medizin einnehmen würden.

In unserer hochtechnisierten Welt hat die sogenannte »Apparatemedizin« mehr und mehr Einfluß auf das medizinische Geschehen genommen, und ein Ende ist noch immer nicht in Sicht.

Nichts liegt mir ferner, als hier die Errungenschaften der modernen Medizintechnik kritisieren zu wollen, im Gegenteil: viele lebensgefährliche Operationen können durch den Einsatz neuartiger Geräte vermieden werden, und tagtäglich werden Tausende von Menschen vor dem sicheren Tod bewahrt, weil eine Maschine zeitweise oder auch auf lange Sicht lebenswichtige Körperfunktionen übernimmt.

Der riesige technische Aufwand, die enormen Forschungs- und Entwicklungskosten, die hohen Gebühren für Wartung und Pflege und nicht zuletzt die Personalkosten für die Bedienung dieser komplizierten Wunderwerke menschlichen Forschergeistes sind jedoch ebenso an der Kostenexplosion im Gesundheitswesen beteiligt wie überzogene Arzneimittelpreise mancher Pharmakonzerne und der aufgeblähte Verwaltungsapparat vieler Krankenhäuser, Krankenkassen und -versicherungen.

Niemand braucht sich deshalb zu wundern, wenn die derzeitige medizinische Versorgung nicht mehr zu bezahlen ist und der Gesetzgeber (wieder einmal) versucht, durch eine »Gesundheitsreform« die ausufernden Kosten in den Griff zu bekommen. Ob dieses Ziel durch dirigistische Maßnahmen zu erreichen sein wird, sei dahingestellt.

Fest steht jedoch, daß immer mehr Patienten der seelenlosen Apparatemedizin und dem aufgebauschten diagnostischen und labortechnischen Aufwand, der heutzutage von den meisten »Medizinbetrieben« als eine Art Kult gepflegt wird, hilflos und ablehnend gegenüberstehen.

Der Ruf nach Menschlichkeit, Einfühlungsvermögen und Verständnis in der Medizin, nach mehr Zuwendung und Anteilnahme für den Patienten, wird immer lauter und unüberhörbarer.

Diese Forderung ist freilich nicht neu: Schon vor fünfhundert Jahren kämpfte Theophrastus Bombastus von Hohenheim, genannt Paracelsus (1493–1541) für die Verwirklichung einer humanen Medizin.

Der bedeutendste Arzt und Philosoph des Mittelalters prägte damals den schönen Spruch: »Der höchste Grad der Arznei ist die Herzensliebe.«

Der Wunsch und das Verlangen nach sanften und nebenwirkungsfreien Behandlungsmethoden hat dazu beigetragen, daß die Color-Therapie weltweit bekannt wurde und ständig neue Freunde und Anhänger gewinnt, denn auch Ignoranten können die Heilwirkung der Farben jetzt nicht mehr bestreiten.

So hoffe ich, daß das vorliegende Buch zur weiteren Verbreitung der Farblichtbehandlung beiträgt und Interesse an dieser natürlichen Heilmethode weckt.

Fürth, im Juli 1993 *Heinz Schiegl*

Farbsymbolik

Zu den stärksten Ausdrucksmitteln des Menschen gehören von alters her die Farben. Sie wurden zum Abzeichen von Persönlichkeiten, Nationen, Gemeinschaften und Familien.

Durch die Farben differenzierte man Volksgruppen genauso wie Einzelpersonen. Farben wurden und werden auch heute noch zum Sinnbild religiöser, politischer oder weltanschaulicher Zugehörigkeit. Sehr oft verändert, unterstreicht oder bestimmt die Farbe den Sinn eines Symboles.

»Zu den ältesten Zeugnissen der Farbsymbolik gehört die Zueignung bestimmter Farben an die sieben Hauptgestirne im Astralkult der Babylonier. An den spiralförmig aufsteigenden Planetentürmen (Zikkuraten) trug jede Stufe ihre besondere Farbe: Schwarz bedeutete Saturn, Dunkelrot Jupiter, Hellrot Mars, Gold die Sonne, Weißgelb Venus, Blau Merkur, Silber den Mond. Am Stufenturm von Borsippa fand man noch Spuren dieser Farben.« (Forstner)

Auch in der Bibel wird den Farben symbolischer Charakter zugeordnet: »So kommt denn und laßt uns miteinander rechten, spricht der Herr. Wenn eure Sünde auch blutrot ist, soll sie doch schneeweiß werden, und wenn sie rot ist wie Scharlach, soll sie doch wie Wolle werden.« (Jesaja 1,18)

Zu vermerken wären auch die »Vier Winde des Herrn«, denen in Gestalt von farbigen Rossen ebenfalls symbolische Bedeutung zukommt: »Am ersten Wagen waren rote Rosse, am zweiten Wagen waren schwarze Rosse, am dritten Wagen waren weiße Rosse, am vierten Wagen waren scheckige Rosse, allesamt stark.« (Sacharja 6,2–3)

In der Offenbarung des Johannes wird vielfach auf die Symbolik der Farben Bezug genommen, wiederum in Gestalt von farbigen Pferden, wobei Rot für Krieg, Weiß für Tod und Hölle, Schwarz für Gerechtigkeit bzw. Justiz stand. (Offenbarung 6,3–5.8) Ebenfalls auf Johannes dürfte die Deutung der Farbe Weiß als Symbol der Unschuld und der Reinheit zurückgehen.

Unterschiedliche Bedeutung der Farben und ihre Funktion, die Zugehörigkeit zu bestimmten Ständen und Genossenschaften auszudrücken, finden wir auch im alten und später im neuen Rom, in diesem noch während des neunten Jahrhunderts. Die Farben und Farbnamen unterscheiden u. a. bei den zirzensischen Spielen Gewand und Geschirr der einzelnen Gesellschaften von Wagenlenkern und deren Parteien. In der Zuschauerschaft demonstrierte man zuletzt damit auch die Zugehörigkeit zu politischen Parteien.

Es handelte sich dabei ursprünglich um die Farben Weiß, Rot, Grün und Blau. Domitian (51–96 n. Chr.) fügte später noch die Farben (colores) Gold und Purpur hinzu.

Flavius Magnus Aurelius Cassiodorus (ca. 487–583), der römische Staatsmann und Gelehrte, schrieb den vier ursprünglichen Farben eine zusammenhängende symbolische Bedeutung zu: es würden dadurch die vier Jahreszeiten bezeichnet, also Frühling, Sommer, Herbst und Winter.

Sowohl bei den Kulturvölkern als auch bei den meisten Naturvölkern spielen die Farben eine überragende Rolle, nicht nur in der Symbolik, sondern in der Kennzeichnung aller Lebensvorgänge schlechthin.

Als Beispiel möge hier die Farbe Rot dienen: die stärkste und beeindruckendste Farbe wird im negativen Sinne immer im Zusammenhang mit Krieg, Aggression, Grauen, Vernichtung und Inferno erwähnt.

Im positiven Sinne gilt Rot jedoch als die Farbe der Lebensenergie.

Auch die unheilabwehrende Kraft der roten Farbe wird oft erwähnt.

Diese Vorstellungen sind jedenfalls auch heute noch, ob bewußt oder unbewußt, in vielen Volksbräuchen lebendig: Bei den Ureinwohnern Australiens werden Kranke häufig mit rotem Ocker eingerieben; durch dasselbe Mittel schützen sich die asiatischen Eskimos und manche Stämme Indiens gegen Krankheiten. Die Ngumba in Kamerun bemalen neugeborene Kinder rot, um ihre Lebenskraft zu erhöhen und sie gegen unsichtbare Gefahren zu schützen.

Während der fast unbekleidete Naturmensch rote Farbe unmittelbar auf seine Haut auftrug, wurde im Lauf der Zivilisation diese Sitte durch das Tragen roter Gewänder und Amulette ersetzt.

Auch in unserer Zeit im täglichen Umgang wird häufig auf Farben im Zusammenhang mit Sitten und Gebräuchen Bezug genommen: Wenn man heutzutage jemanden auffordert, »Farbe zu bekennen«, so geht dies auf die mittelalterlichen Ritterturniere zurück. Verdeckt durch das Visier und die Rüstung konnte man die Person des Kämpfers nicht erkennen. Lediglich die Farben der Schilde, Satteldecken und Wimpel gaben Aufschluß-

über den Träger und seine Zugehörigkeit zu bestimmten Ständen.
»Farbe bekennen« heißt also, seine Identität und seinen Standort zu offenbaren.

Farben in der Pflanzenwelt

Die mannigfache Vielfalt, mit der uns die Natur in der Welt der Pflanzen konfrontiert, ist immer wieder überwältigend. Die einzigartige Farbenpracht entspringt jedoch nicht einer Laune der Schöpfung, sondern ist die Grundlage der meisten biologischen Vorgänge, die zur Erhaltung der Art notwendig sind. So haben z. B. die farbenprächtigen und vielfältig gestalteten Blüten die Aufgabe, Insekten anzulocken, die dann durch Übertragung des Blütenstaubes für die Befruchtung Sorge tragen.

Dies ist jedoch nur ein kleiner, äußerlich erkennbarer Teil der Aufgabe, die die Farben im Pflanzenreich übernehmen. Für das »Innenleben« der Pflanzen sind nämlich Farbstoffe ebenfalls von immenser Wichtigkeit. Denken wir hier in erster Linie an das sog. Blattgrün (Chlorophyll), das den Stoffwechsel der Pflanzen steuert und bewerkstelligt. Bekanntlich rührt die Grünfärbung der Blätter und Stengel von dem grünen Farbstoff Chlorophyll her, dem die wichtige Aufgabe zufällt, aus der Kohlensäure der Luft und dem durch die Wurzeln aufgenommenen Wasser bei Lichteinwirkung Zucker und Stärke zu bilden. Diesen Vorgang nennt man auch Assimilation oder Photosynthese.

Von den im weißen Sonnenlicht enthaltenen Spektralfarben sind die roten und gelben bei dem chemischen Prozeß der Kohlensäurezersetzung am wirksamsten.

Aber nicht nur das Chlorophyll spielt eine wichtige Rolle im Pflanzenleben. So erzeugen z. B. die Anemonen als Schutz gegen Nachtfröste und Winterkälte das wärmende »Blumenrot« (Anthokyan).

Neuerdings hat man festgestellt, daß für das Blühen einer Pflanze ein blauer Farbstoff den letzten Ausschlag gibt, den alle Pflanzen besitzen. Dieses feine, blaue Pigment sendet das »Wecksignal« zum Blühen aus, sobald die entsprechende Wellenlänge und Lichtfrequenz erreicht ist. Das Pigment ist so empfindlich, daß nur eine ganz bestimmte, genau dosierte Lichtmenge die Pflanze zum Blühen aktivieren kann. Die Lichtmenge wirkt auf das Pigment wie ein elektrischer Impuls, der nun die Pflanze durchströmen kann. Dieser Effekt läßt die Pflanzen sogar leicht erzittern, was anhand von Zeitraffer-Aufnahmen bewiesen wurde. Durch diesen Vorgang läßt sich auch erklären, warum manche Waldblumen bereits im Vorfrühling blühen: Sie können nur blühen, wenn die Lichtmenge, die sie erreicht, ausreichend ist, also zur Zeit der unbelaubten Waldbäume.

Um den Einfluß von Farbstrahlen auf das Wachstum der Pflanzen festzustellen, haben fortschrittliche Farbenforscher eine große Anzahl von Experimenten durchgeführt, die alle zu interessanten Resultaten geführt haben. Der Einfluß von Farblichtbestrahlungen wird jedoch so oft in der einschlägigen Literatur erwähnt, daß ich hier nur einige Beispiele anführen möchte: Bohnen, unter der Einwirkung von Rotlicht gezogen, wachsen dreimal so schnell wie unter normalem Sonnenlicht. Auch Erdbeeren gedeihen unter roter Bestrahlung wesentlich besser als unter Normallicht. Die Früchte werden süßer, größer und saftiger.

Rot, Gelb und Orange sind wachstumsfördernd, während

Blaubestrahlung Wachstumshemmungen hervorruft. Grün wirkt sich neutral aus und führt zu keinen besonderen Veränderungen des Wachstumsprozesses.

Neueste wissenschaftliche Untersuchungen belegen, daß Mulchfolien in bestimmten Farben die Erträge von Gemüse wesentlich erhöhen. So fanden die Wissenschaftler des landwirtschaftlichen Forschungsdienstes in Florence, Süd-Carolina, heraus, daß sich der Ertrag von Tomaten um zwanzig Prozent steigerte, wenn man die Beete mit roten statt der bisher üblichen schwarzen Folien auslegte. Kartoffeln bevorzugten weiße Folien und brachten fünfundzwanzig Prozent Mehrertrag. Es scheint, als ob jede Pflanzenart zu einer bestimmten Farbe paßt, zitiert die Zeitschrift »Agricultural Engineering« einen an dem Versuch beteiligten Wissenschaftler.

Farben im Tierreich

Auch im Tierreich spielen die Farben eine wichtige Rolle. Die Tatsache, daß viele männliche Tiere im Gegensatz zu den Weibchen ein farbenprächtigeres Gewand aufzuweisen haben, ist hinlänglich bekannt. Hier haben die Farben die Aufgabe, die Liebeswerbung, die in diesen Fällen von dem Männchen ausgeht, gebührend zu unterstützen. Denken wir hier nur an das bunte Gefieder der Pfauen, Fasane und vieler Singvögel.

Eine andere wichtige Funktion erfüllen die Farben, wenn es um Tarnung, Warnung, Verkleidung oder Anpassung an den umgebenden Lebensraum geht. Hierbei handelt es sich entweder um grelle Farbmuster, die auf Feinde eine abschreckende Wirkung ausüben sollen, oder um Tarnfarben, die in der Beziehung Räuber–Beute ihre wechselseitige Bedeutung haben.

Die einzigartige Anpassungsfähigkeit an bestimmte Situationen zeigt sich am besten bei der Schutzfärbung, die manche Tiere annehmen können. So sind beispielsweise Chamäleon, Tintenfisch und Krake in der Lage, ihre Farben wahlweise dem gerade vorherrschenden Untergrund anzupassen oder auch farbenprächtige Muster als Anreiz für den Geschlechtspartner zu erzeugen.

Wie sehr Farblichtstrahlen Tiere zu beeinflussen vermögen, soll an einigen Beispielen festgehalten werden:

Ameisen, die man in ein mit rotem Glas bedecktes Kästchen bringt, werden nervös und laufen in ungeheurer Unruhe hin und her. Ersetzt man das rote Glas durch blaues oder violettes, werden die Ameisen wieder ruhig und wandern langsam herum oder verhalten sich still.

Ein Chamäleon stirbt nach einer halben Stunde, wenn man es in einen roten Glaskäfig setzt. Das von Natur aus träge Tier wird plötzlich sehr hastig, seine braune Haut wird dabei gelb und schließlich schmutzigweiß. Im grünen und blauen Licht fühlt sich das Tier hingegen sichtlich wohl.

Kühe, die in lindgrün gestrichenen Ställen gehalten werden, geben wesentlich mehr Milch als solche in den üblichen grau oder weiß getünchten. Fortschrittliche Landwirte oder Viehzüchter machen sich diese Tatsache bereits mit Erfolg zunutze.

Neuere Versuche russischer Forscher bewiesen, daß Katzen nicht, wie bisher angenommen, farbenblind sind. Neurophysiologen in Georgien stellten fest, daß bei Katzen das Zentrum für die Farberkennung in der Großhirnrinde außerhalb des Sehzentrums liegt. Das Gehirn nimmt visuelle Informationen in zwei Nervenzentren wahr. Katzen konnten auf das Erkennen und Unterscheiden von Farben trainiert werden. Die bei den Versuchen angewandten Techniken könnten evtl. dazu geeignet sein, Störungen im menschlichen Gehirn festzustellen.

Licht und Farbe
sind lebensnotwendig

Am Anfang war das Licht. Die Entwicklung von speziellen Sehorganen, seien es nun die menschlichen oder tierischen Augen, die licht- oder farbempfindlichen Zellen von Pflanzen, Mikroorganismen oder sonstigen Lebewesen, sind die Antwort der Evolution auf das Licht.

Finsternis ist tödlich, Licht bringt Leben. Dies wird bewiesen durch die Tatsache, daß Tiere, die in finsteren Höhlen leben, ein »Augenlicht« nicht kennen oder blind werden, auch wenn sie vorher sehend waren. Zuerst nimmt der Farbensinn ab, dann der Lichtsinn allgemein. Manche Organismen sind in der Lage, das benötigte Licht auf »kaltem Wege« selbst zu erzeugen; man denke hier nur an die verschiedenen Tierarten im Tiefseebereich: das von ihnen erzeugte Licht erhellt und belebt ihren Lebensraum und beweist damit den unmittelbaren Zusammenhang zwischen Licht und Leben.

Diese Abhängigkeit vom Licht trifft in noch stärkerem Maße auf alle höher entwickelten Lebewesen zu, insbesondere auch auf den Menschen.

Licht bedeutet Nahrung für das autonome Nervensystem. Es dringt keinesfalls nur über das Auge in den Organismus ein, sonst müßten Blinde in ihrem Stoffwechsel stark gefährdet oder geschädigt sein und enorme Ausfallerscheinungen aufweisen. Man hat jedoch durch exakte Blut- und Harnanalysen festgestellt, daß sich der

Stoffwechselhaushalt von Blinden nur unwesentlich von dem sehender, gesunder Personen unterscheidet.

Die Dichterworte »Alles drängt zum Licht!« haben deshalb nicht nur poetischen Wert, sondern entsprechen einer uralten Lebensnotwendigkeit. Die meisten Menschen unserer Generation leiden an einem permanenten Mangel von Sonnenlicht. Das liegt vor allem an den veränderten Lebens- und Arbeitsbedingungen. Während sich der Tagesablauf früher hauptsächlich in der freien Natur vollzog und die Menschen somit fast ständig mit der natürlichen Umgebung konfrontiert wurden, spielt sich das heutige Leben vorwiegend in geschlossenen, künstlich beleuchteten Räumen ab. Die Sehnsucht nach Urlaub mit Licht, Luft und Sonne hat also zweifellos ihre Berechtigung, denn sie entspringt einem notwendigen Bedürfnis.

Neben diesem Verlangen nach Sonne und Licht kann man bei den meisten Menschen auch einen »Hunger« nach bestimmten Farben feststellen, auch wenn sich der einzelne dessen oft gar nicht bewußt ist, denn dieses Verlangen wird ja vom Unterbewußtsein diktiert. Bei TBC-Kranken läßt sich z. B. ein ausgesprochener »Rothunger« feststellen, während Gallenkranke oder Personen, die leicht zum Erbrechen neigen, Gelb ablehnen.

In Ländern mit karger Vegetation und trister Landschaft wirkt sich der Farbenmangel sehr deutlich auf die Psyche der dort lebenden Menschen aus. So kann man dort einen weit höheren Alkohol- und auch Drogenkonsum feststellen als in Landschaften mit normaler oder üppiger Flora. Zuweilen versucht man auch, die Eintönigkeit der Umgebung, die daraus resultierende, ständige Gereiztheit der Einwohner und ihren Hang zu Depressionen durch künstliche Farbgebung abzumildern. Aus diesem

Grund streicht man z. B. in Island die Fassaden der Häuser mit grellen und aufdringlichen Farben.

Auch völlig erblindete Personen verspüren diesen Farbdrang. So bevorzugen beispielsweise organisch gesunde Blinde vorwiegend Blau. Manche Blinde sind sogar in der Lage, Farben zu »fühlen«, wie russische Versuche ergeben haben.

Genauso stark kann jedoch auch, bedingt durch diese Tatsache, die Abneigung gegen bestimmte Farben sein, die den augenblicklichen Zustand verschlechtern oder das noch vorhandene Energiepotential weiter nach der negativen Seite verschieben können.

Feinfühlige Menschen, die in ihrer Kleidung nicht dem Diktat der Mode unterworfen sind, wissen oder fühlen, daß rote Kleidung (auf der blanken Haut getragen) einen wärmenden Effekt ausübt, während blaue Wäsche kühlend wirkt. Gelbe Kleidung (oder sonstige gelbe Gegenstände) erzeugen bei vielen Menschen das Gefühl der Unbehaglichkeit, ohne daß diese Personen bewußt den Grund dafür angeben könnten, während Grün ausgleichend wirkt und Orange heiter stimmt.

Nach den Regeln der Naturheilkunde bedeutet Krankheit soviel wie Unordnung im Organismus.

Der berühmte Arzt und Naturforscher Paracelsus (1493–1541) hat diese Ansicht schon vor knapp fünfhundert Jahren vertreten. Nach Paracelsus gibt es keine Krankheiten, sondern nur kranke Menschen. Es gibt demnach auch keine Heilmittel gegen Krankheiten, sondern nur »Heilkräfte«, die – in richtiger Dosierung bei richtiger Wahl zum richtigen Zeitpunkt – dem Kranken die Möglichkeit zur Selbstheilung bieten. Heilkraft zu mobilisieren und in Einklang mit der erkrankten Indivi-

dualität zu bringen, das ist die Heilkunst des Paracelsus.

Auch die Color-Therapie ist imstande, den menschlichen Organismus zur Selbstheilung anzuregen, denn
je stärker das energetisch-physiologisch-feinstoffliche
Gleichgewicht des Organismus gestört ist, desto stärker
wird das Verlangen nach der regulierenden Farbe, die diesen Zustand auszugleichen vermag. Die Farbregulation
bewirkt also wieder ein gleichmäßiges Zusammenspiel
aller organischen, physischen, chemischen und auch seelischen Vorgänge im Körper.

Farben in
Psychologie und Medizin

Farben hinterlassen mit die stärksten registrierbaren
Eindrücke, die ins früheste Kindesalter, bis unmittelbar
nach der Geburt, teilweise sogar bis in vorgeburtliche
Zeitspannen zurückreichen.

Durch die Hypno-Analyse ist es möglich, Sinnesein-
drücke von Neugeborenen und Feten zu reproduzieren,
wie man auf der dritten Tagung der Internationalen Stu-
diengemeinschaft für Pränatale Psychologie feststellte.
Unter 170 Patienten griff man einige instruktive Beispiele heraus, deren Hypno-Analyse zum Teil auf dem
Monitor demonstriert wurde. Durch gezielte Fragetech-
nik erfolgte bei den Patienten schrittweise eine relativ
schnelle Regression in die früheste Kindheit, Neugebore-
nenperiode, Geburtszeit sowie die letzten zwei bis drei
Schwangerschaftsmonate vor der Geburt. Die Patienten
konnten angeben, ob ein Arzt, eine Hebamme oder ein
Fremder bei der Geburt zugegen war; der Schlag auf den
Kopf wurde genauso registriert wie das Wiegen, Waschen
und die Farbe der Wände des betreffenden Raumes.

Die moderne Psychologie hat das Verhältnis zwischen
der menschlichen Psyche und den verschiedensten Farben in vielen Teilbereichen geklärt, und täglich kommen
neue Erkenntnisse hinzu. Aus der Tatsache, welche Farben der einzelne bevorzugt oder ablehnt bzw. welche Gefühle sich beim Betrachten bestimmter Farben einstel-

len, kann man wertvolle Rückschlüsse ziehen. So gibt z. B. die Farbe des modernen »Lieblingsspielzeuges«, des Autos, Auskunft über die annähernden Charaktereigenschaften seines Besitzers:

Rot verrät den Lebenskünstler und Optimisten, der gutes Essen und Trinken schätzt, vital ist und imponieren möchte.

Gelb wird bevorzugt von Draufgängern und aggressiven Typen, die jedoch auch schöpferisch, lebensfroh und erfinderisch sind.

Grün steht für Ruhe und Selbstbewußtsein, Naturliebe, gepaart mit Solidarität und verhaltenem Wesen.

Blau sagt aus, daß es sich um einen pünktlichen und ausgeglichenen Menschen handelt, der mit dem Erreichten zufrieden ist.

Violett deutet auf eine heitere, fröhliche Persönlichkeit hin, die das Außergewöhnliche sucht.

Schwarz soll Seriosität, Abstand und Würde demonstrieren und zeigen, daß man kaltblütig und (deshalb?) erfolgreich ist.

Grau mögen Menschen, die unauffällig im Hintergrund bleiben möchten und eine gewisse Perfektion anstreben.

Weiß spricht für Personen, die konservativ sind und am Althergebrachten festhalten.

Jeder Mensch hat, teils bewußt, sehr häufig aber auch unbewußt, eine bestimmte Farbe, die er bevorzugt oder ablehnt. Für gewisse Farben oder Farbkombinationen fühlt man Sympathie, andere werden instinktiv als unschön, in vielen Fällen sogar als unbehaglich empfunden.

Durch besondere Testverfahren (Lüscher, Frieling, Pfister u. a.) lassen sich normalerweise verborgene Stärken, Schwächen, Emotionen, Fähigkeiten sowie vergangene

oder zukünftige Verhaltensweisen der Testperson auf-
decken. Man erhält dadurch Einblick in den psychischen
Gesamtzustand. Auch ohne großangelegte Tests wird
man bei der Beobachtung, welche Beziehungen manche
Menschen zu Farben haben, gewisse Eigenschaften feststellen. Die Bevorzugung oder Ablehnung mancher Farben gibt meist ein sehr zutreffendes Charakterbild.

Die moderne Werbung macht sich diese Gefühlsbezie-
hungen zu den Farben zunutze, denn man weiß heute
ziemlich genau, wie sich Produkte durch geschickte
Farbwahl der Verpackung besser verkaufen lassen. Das
typische Beispiel hierfür ist Zucker, der sich fast ausschließlich in blauen Verpackungen verkaufen läßt. Ein
Zuckerhersteller wollte sein Produkt in vorwiegend roter und gelber Verpackung auf den Markt bringen. Das
Resultat: der Umsatz ging schlagartig zurück, so daß
man schleunigst wieder zu der bewährten Verpackungs-
farbe zurückkehrte.

Nun gibt es heute etwa zehn Millionen Farbvariationen
auf der Welt. Es ist deshalb nicht verwunderlich, wenn
die Farbpsychologen ständig untersuchen, welche Produkte sich durch ansprechende Farbgebung der Ware
selbst oder ihrer Verpackung noch besser umsetzen lassen.

Wie sehr Farben auch das Gefühl von Kälte, Sauberkeit
und Frische vermitteln können, sieht man z. B. an
Schwimmbecken, die fast immer in blauen, hellgrünen
oder türkisfarbigen Tönen gestrichen sind. Verallgemei-
nernd könnte man dazu sagen, daß niemand ohne Unbe-
hagen in einem braun, rot oder schwarz gestrichenen
Becken baden möchte. Auch alle erfrischenden Badezusätze sind hellgrün oder hellblau eingefärbt.

Fortschrittliche Mediziner, vorwiegend Psychologen

und Psychiater, plädieren dafür, daß Krankenzimmer, die ja fast immer in sterilem Weiß gehalten sind, künftig in solchen Farben gestrichen werden, die auf das Befinden des Kranken positiv wirken. Auch kann man durch entsprechend gefärbte Fensterscheiben die Räume farbig ausleuchten. Auf die hierfür geeigneten Optimalfarben werden wir später noch zu sprechen kommen.

Farbe ist Nahrung

Daß Farben in der Ernährung des Menschen eine entscheidende Rolle spielen, bewies Lichtenstein durch interessante Selbstversuche, die zu sehr bezeichnenden Schlußfolgerungen führten und deren Resultate unbedingt zum Nachdenken anregen sollten.

Der Mensch nimmt bei einer vernünftigen Mischkost auch die Farben der verzehrten Lebensmittel mit in sich auf. Denken wir hier nur an das Rot bei Tomaten, an das Grün bei Salaten und diversen Gemüsesorten, an das Gelb des Eidotters, das Orange der Karotten, das Violett der Heidelbeeren, um nur einige zu nennen. Lichtenstein stellte sich die Frage: Was geschieht, wenn man dem menschlichen Körper diese Farben vorenthält? Lichtenstein ging dieser Frage auf den Grund und ernährte sich eine Zeitlang mit sogenannter »Weißkost«. Diese enthielt außer Wasser nur weiße Lebensmittel, von denen zehn zu dem Versuch zusammengestellt wurden. Im einzelnen handelte es sich um Weizenmehl, die Krume von selbstgebackenem Weißbrot, das Eiweiß von hartgekochten Eiern, Zucker, Quark, Reis, entrahmte Milch, ausgelassenen Schmer, Kochsalz, Eierstaubkalk. Diese »entfärbte« Nahrung wurde acht Tage hintereinander regelmäßig eingenommen. Dann erkrankte die Versuchsperson an Magen-Darm-Katarrh.

Nach Absetzen der Weißkost und Aufnahme normaler

Kost trat bereits nach drei Tagen Gesundung ein, ohne daß Medikamente irgendwelcher Art benötigt wurden. Somit steht fest: Völliger Entzug der bunten Naturfarben macht krank, ist gesundheitsschädlich und deshalb zu vermeiden.

Die bunten Naturfarben sind Nährstoffe, genauso wie z. B. die verschiedenen Eiweiße oder Kohlehydrate, oder Wirkstoffe. Die menschlichen Organzellen brauchen die Farben offenbar in einer Harmonie. Lichtenstein nennt diesen Zustand klinisch »Euchromatose«; bei Farbdisharmonien entstehen »Dyschromatosen«; »Hypochromatosen« (bei Mangel) und »Hyperchromatosen« (bei Überladung mit Farben).

Die »Hypochromatosen« sind hierbei die Wichtigeren. Sie entstehen besonders in südlichen Ländern in Zeiten großer und langer Dürre, in unseren Breiten dagegen alljährlich im Frühjahr infolge Mangels oder Fehlens der bunten Farben in der Nahrung. Bisher wurden die Frühjahrsmangelkrankheiten als Vitaminmangel (Hypovitaminosen) aufgefaßt. Nach Lichtensteins Ansicht ist diese These nicht mehr haltbar, denn die Vitaminträger sind meist gleichzeitig die Träger bunter Farben. Biologisch ist Gelb die wichtigste Farbe, da diese vom Körper im Fett gespeichert wird.

Die Aufnahme von Farben durch die Nahrung zum Zwecke eines stabilen »Farbengleichgewichtes« (Euchromatose) wird übrigens auch von den meisten Farbtherapeuten empfohlen. Der menschliche Körper benötigt demnach neben Eiweiß, Kohlehydraten, Fetten, Vitaminen und Spurenelementen auch Farben zur Erhaltung normaler Lebensfunktionen.

Als Naturfarben in der Nahrung bieten sich an:
Grün in allen grünen Gemüsearten, wie Bohnen, Erbsen,

Rosenkohl, Spinat, Wirsing, Petersilie, Grünkohl, ferner in Schnittlauch, grünen Paprikaschoten, in grünen Früchten wie Stachelbeeren, Gurken, Rhabarber.

Gelb in Bananen, Zitronen, Birnen, Eidotter, Kürbis.

Orange bzw. Gelb-Rot in Karotten, Orangen, Aprikosen, Schnitt-Tomaten.

Rot in Erdbeeren, Johannisbeeren, Kirschen, Himbeeren, roten Radieschen, roten Paprikaschoten.

Blau bzw. Blauviolett in Heidelbeeren, Brombeeren, schwarzen Johannisbeeren, Blaukraut, blauen Trauben, Auberginen, Pflaumen.

Ein nicht zu unterschätzender Faktor beim Verzehr dieser pflanzlichen Kost ist jedoch auch die damit verbundene Aufnahme von Vitaminen, da diese der Körper nicht selbst erzeugen kann und die deshalb im Normalfall über die Nahrung zugeführt werden.

Selbst die unverdaulichen Pflanzenreste, die vorwiegend aus Zellulose bestehen, werden dringend benötigt: sie sorgen dafür, daß der Dickdarm genug Füllmaterial erhält, das wiederum die Darmmuskeln stimuliert, den eingedickten Darminhalt weiterzutransportieren und auszuscheiden (Darmperistaltik).

Was ist Color-Therapie?

Das Wort »Color« (von lat. color = die Farbe; franz. couleur) hat sich international für den Begriff »bunt, farbig« eingebürgert. Wenn einem irgendwo der Begriff »Color« begegnet, darf man sicher sein, daß dies in irgendeinem Zusammenhang mit Farben geschieht. Das griechische Wort »Therapie« bedeutet »Heilbehandlung, Behandlung von Krankheiten«. Unter *Color-Therapie* versteht man also die *Farbenheilkunde.*

Wenn wir uns bewußt umsehen, werden wir feststellen, daß wir überall von Farben umgeben sind. Sei es in der Natur, im öffentlichen Leben, am Arbeitsplatz oder im häuslichen Leben; stets sind wir dem meist unbewußten Einfluß von Farben ausgesetzt. Schliephacke, ein bedeutender Verfechter der Farbentherapie, prägte den Satz: »Das Leben ist farbig, nur der Tod ist bleich.«

Durch Farben kann man jeden Gefühlszustand ausdrükken, manchmal sogar besser als durch Worte. Dazu muß man wissen, daß die Farbstrahlen Energieträger sind, die von einem strahlenden Zentrum, der Sonne oder einer entsprechenden Lichtquelle, als sichtbare oder unsichtbare Wellen abströmen. Die Wellen haben, je nach Farbe, eine bestimmte Schwingungsenergie. Dieses Agens löst im Körper chemische Prozesse aus. Die strahlende Energie wird umgewandelt in chemische Energie. Die Farbschwingungen fördern u. a. die Bildung von Enzymen, die Verwertung von Spurenelementen und Vitaminen und verbessern die Sauerstoffaufnahme und die Zellatmung. Außerdem werden kybernetische Regelkreise aktiviert.

Farben vermögen deshalb den Gesundheitszustand des Menschen nachhaltig zu beeinflussen, sowohl im positiven als auch im negativen Sinn. Die Heilkräfte der Farben sinnvoll einzusetzen und das von jedem Menschen dringend benötigte »innere Farbengleichgewicht« wiederherzustellen oder zu stabilisieren, ist Aufgabe der Color-Therapie.

Die Color-Therapie gibt uns also die Möglichkeit, in den energetisch-feinstofflichen Heilungsprozeß einzugreifen, um Disharmonien von Körper, Geist und Seele zu beseitigen und den harmonischen Gleichklang wiederherzustellen.

Wie entstand
die Color-Therapie?

Licht und Farbe sind eine Einheit, das eine ist ohne das andere nicht denkbar. Am Anbeginn menschlichen Lebens stand das Licht. Die Menschen der Urzeit lebten deshalb nach dem von der Natur vorgegebenen Tag- und Nachtrhythmus. Die Sonne als Licht- und Wärmespender bedeutete schon damals Leben, Freude, Freiheit, Wachstum, Glück und Gesundheit – und das ist bis auf den heutigen Tag so geblieben.

Die Nacht, das Dunkel, die undurchdringliche Finsternis jedoch forderten Einschränkung der Lebensgewohnheiten, bestärkten Ungewißheit und ließen Zweifel und Ängste aufkommen, die durch die jeden Tag aufs neue aufgehende Sonne verflüchtigt wurden. Durch die im Laufe der Jahrtausende immer mehr an Bedeutung gewinnende Licht- und Beleuchtungstechnik wird das dem in der Zivilisation lebenden Menschen heute nicht mehr so bewußt.

Ohne Licht gäbe es keine Farben, erst durch das Licht werden die Farben existent. Lichtstrahlen, die auf irgendeine Materie, egal welcher Zusammensetzung, auftreffen, werden von dieser reflektiert. Die zurückgeworfene Strahlung erscheint, in Abhängigkeit von ihrer Wellenlänge, dem menschlichen Auge als eine bestimmte Farbe. Wiederum besteht das Licht, je nach Art der Lichtquelle, aus einer oder mehreren Farben, auch wenn das menschliche Auge diese Tatsache nicht immer registrieren kann.

Das weiße Sonnenlicht z. B. enthält alle Farben des Spektrums, vom heiteren Orange bis zum mystischen Violett. Zusätzlich sind im Sonnenlicht auch die kurzwelligen UV- und die langwelligen Wärmestrahlen enthalten.

Die Menschen der Urzeit kannten als einziges Mittel gegen Krankheit nur die Sonne. Sie legten ihre Kranken in die Sonne und entblößten diejenigen Teile des Körpers, in denen der Kranke eine Unbehaglichkeit, Schwäche oder Schmerz verspürte, und bald trat in den meisten Fällen eine Besserung des Gesundheitszustandes ein.

Unbewußt machte man sich auch den Einfluß des Sonnenlichtes auf das Wasser zunutze: die Kranken durften nur Wasser aus einer reinen, sonnenbeschienenen Quelle trinken. Wasser aus Quellen, die im Schatten lagen, oder aus zugedeckten Brunnen trank niemand, sofern sich dies umgehen ließ.

Mit fortschreitender Entwicklung der Menschheit entstanden Kulturvölker, die durch systematische Beobachtung der Natur und ihrer Gesetze immer mehr Wissen erwarben und somit auch den Wert der Farben für den Menschen selbst erkannten.

Atlantis

Die Wiege der Color-Therapie scheint nach Meinung bedeutender Vorgeschichtsforscher in Atlantis gelegen zu haben, von dem schon Platon, der griechische Philosoph (427–347 v. Chr.), zu berichten wußte.

Über die genaue geographische Lage des sagenumwobenen Inselstaates gehen die Meinungen der Fachgelehrten auseinander. So vertreten manche Forscher, darunter namhafte Gelehrte, die Theorie, daß das einst mächtige Reich im Atlantischen Ozean lag und durch einen auf die Erde stürzenden zweiten Mond vernichtet wurde. Demnach soll unseren Planeten damals zusätzlich zu unserem heutigen Mond noch ein kleiner Trabant umkreist haben, der dann in die Erdanziehung geriet und bei seinem Aufprall auf unseren Globus den ehemaligen Erdteil Atlantis zerstörte.

Andere Wissenschaftler vertreten die »Mondausschleuderungstheorie«, wonach der Erdteil durch eine riesige vulkanische Eruption aus der Erde herausgerissen und ins Weltall geschleudert wurde, wo er die Erde eine Zeitlang als zweiter Mond begleitete, der später zerbarst. Die davon übriggebliebenen Trümmer würden somit als kleinere oder größere Felsbrocken, von Sandkorngröße bis zu mehreren Kilometern Durchmesser, heute noch in unserem Sonnensystem kreisen. Den Überlieferungen Platons zufolge soll es sich um einen Erdteil »größer als

Asien und Libyen zusammen« gehandelt haben, der »9000 Jahre« vor Platon von den Athenern überwältigt wurde und dann im Meer versank.

Auch Vermutungen, daß das einst reiche und mächtige Inselreich durch einen herabgestürzten Meteor oder wegen starker geologischer Veränderungen des Meeresbodens und der Erdoberfläche zerstört wurde, sind seit langem im Gespräch und haben die Gemüter der Menschen immer wieder beschäftigt.

Unzählige Bücher wurden von Forschern und Wissenschaftlern, aber auch von Phantasten, über Atlantis geschrieben. Viele davon sind reine Phantasieprodukte, bei zahlreichen Theorien vermißt man die realen Fakten. Eines der besten und wohlfundiertesten Werke dürfte zweifellos das Buch von Otto Muck *Alles über Atlantis** sein. Der Verfasser, ein angesehener Techniker und Wissenschaftler, bringt hier die wohl umfassendste Information über den versunkenen Erdteil und untersucht mit bestechendem Scharfsinn die Haltbarkeit der von ihm zusammengestellten Thesen.

Muck setzt sich vor allem mit den neuesten Forschungsergebnissen und Theorien auseinander. So werden beispielsweise die aufsehenerregenden Luftaufnahmen aus dem Bimini-Gebiet, die sensationellen Ergebnisse der Tauchuntersuchungen im Gebiet der Azoren, die erstaunlichen Feststellungen der Ozeanographen der Universität Miami und viele andere hochinteressante Forschungsresultate in seinen Überlegungen mit verarbeitet. Wenn man alle Fakten prüft, muß man zu dem Schluß kommen, daß Atlantis einst existierte.

Der kulturell hochstehende Inselstaat hatte das »Medizi-

---

* Knaur-Taschenbuch Nr. 3548

nalwesen«, wenn man diesen Ausdruck gebrauchen darf, bereits zu hoher Blüte entwickelt. Der überwiegende Teil der Kranken wurde damals mit Color-Therapie behandelt. Die Priester waren zu dieser Zeit zugleich Ärzte, die allein berechtigt waren, Kranke zu behandeln.

Nur wer zur Elite gehörte, durfte Priester und Arzt werden. Die ärztliche Kunst galt als Geheimwissenschaft, die nur an Auserwählte weitergegeben und überliefert werden durfte. Da die Atlantiden regen Handel mit anderen Völkern trieben, gelangten trotz aller Geheimhaltung dennoch Tatsachen und Erkenntnisse an die Außenwelt.

Selbst wenn diese Mitteilungen nur aus Bruchstücken bestanden, konnte man doch aus diesen wenigen Fragmenten im Laufe der Jahrhunderte und Jahrtausende ein Mosaik bilden, das ein ziemlich genaues Bild ergibt. Es wird durch andere Hinweise ergänzt und bestätigt, die belegen, daß man auch im prähistorischen Peru und in Mexico die Color-Therapie kannte, genauso wie im alten Indien.

Die Ägypter

Das Alte Testament berichtet von der biblischen Stadt On (ägyptisch: Iunu, heute ein Vorort von Kairo). On war vorwiegend eine Stadt der Priester und Gelehrten. Die Hieroglyphenschriften geben uns heute immer noch Kunde von den damaligen Sitten und Gebräuchen. Tausend Jahre später bezeichneten die Griechen das ehemalige On als »Heliopolis«, d. h. Sonnenstadt.

Von dem einstmals imposanten Sonnentempel, der dem Gott Rê (auch Ra, was soviel wie »Sonne« bedeutet) geweiht war, ist heute jedoch nur noch ein hoher, vierkantiger, mit Hieroglyphen bedeckter Steinpfeiler (Obelisk) erhalten geblieben.

Iunu war in der Tat eine Stadt des Lichtes, in der sich der Sonnengott heimisch fühlen konnte. Von den Pyramiden von Gizeh führte ein heiliger Weg zu den »Sonnenlicht-Heiltempeln«, in denen man bestimmte Krankheiten mit Color-Therapie behandelte. Überhaupt hatte das ärztliche Wissen zu dieser Zeit bereits einen erstaunlich hohen Stand erreicht; dies gilt auch für chirurgische Operationen, die man damals mit uns primitiv erscheinenden »Werkzeugen« durchführte.

Ebenso wie in Atlantis waren auch in Ägypten die Priester zugleich Ärzte und führten ihre Tätigkeit als Geheimwissenschaft aus. Viele Erkenntnisse sind uns überliefert, eine Menge jedoch ging im Laufe der Jahrhunderte verloren.

Die Überlieferung und Sammlung eines großen Teiles dieses erhalten gebliebenen Wissens verdanken wir dem Kult des griechischen Gottes Hermes Trismegistos (»Hermes, der dreimal Größte«; ägypt.: »Thot«). In Anlehnung an seinen Namen bezeichnete man dann die auf ihn zurückgeführten Wissensgebiete und Erkenntnisse als »Hermetische Wissenschaft«. Die Color-Therapie zählt zu den hermetischen Wissenschaften.

Die Chinesen

Die alten Chinesen hatten ein besonderes Verhältnis zu Farben. Aus der Geschichte der Farbsymbolik wissen wir, daß Kleider in bestimmten Farben (z. B. Gelb) nur vom Kaiser, andere Farben nur von hohen Amtspersonen (Mandarine) getragen werden durften. Von den Chinesen blieben auch einige genauere Angaben über die Behandlung mit Farben enthalten.

Demnach bestrich man Darmkranke mit gelber Farbe und ließ das Licht durch gelbe Vorhänge in den Raum strahlen.

Epileptiker wurden auf violette Teppiche gesetzt und die Fenster mit violetten Schleiern verhängt.

Scharlachkranke wickelte man in rote Gewänder, brachte sie in mit roten Tüchern ausgeschlagene Zimmer und bestrahlte sie mit rotem Licht.

Zumindest was die praktische Durchführung der Color-Therapie anbetrifft, könnte man sagen, daß die Chinesen bereits bei den genannten Krankheiten durchaus methodisch und logisch vorgingen und die Farbentherapie spezifisch anwandten.

Auch die Zuordnung der Farben zu den verschiedenen Gefühlseindrücken kannte man schon. So entsprach Rot der Freude, Weiß der Trauer und Schwarz der Angst. Man wußte bereits, daß Rot die Herztätigkeit anregt und Gelb auf den Darm wirksam ist. Ob dieses Wissen nun aus jahrhundertelanger Erfahrung oder systematischer Forschung entsprang, wissen wir nicht. Es könnte genausogut von früheren Kulturvölkern übermittelt oder nachgeahmt worden sein. Dies ändert jedoch nichts an der Tatsache, daß die Chinesen die Color-Therapie in ihren Grundzügen kannten.

Volksheilkunde

Die Volksheilkunde kennt die Heilkraft der Farben schon seit langem. Noch ehe es eine wissenschaftliche Medizin gab, waren es besonders begabte Heilkundige, die sich intensiv mit der Heilkunst beschäftigten. Sie sammelten Überlieferungen, wandten sie im Krankheitsfalle an, ergänzten sie und gaben ihre Beobachtungen und Erfahrungen weiter.

In den Sitten und Gebräuchen aller Völker und Nationen unseres Planeten findet man deshalb auch viele Rezepte und Verhaltensregeln gegen Krankheiten und Leiden, zur Steigerung der Körperkräfte oder zur Abwendung von gesundheitsschädlichen Einflüssen, die unmittelbar oder indirekt mit der Wirkung der Farben auf den menschlichen Organismus zusammenhängen und oft eine verblüffende Wirkung zeigen. Manches mag uns heute daran unsinnig erscheinen, doch sollte man bei aller Skepsis nicht vergessen, daß diese Erkenntnisse fast ausschließlich mündlich von Generation zu Generation weitergegeben wurden. Daß dadurch viele Tatsachen verwässert, unrichtig oder verstümmelt überliefert und meist auch noch falsch interpretiert wurden, liegt auf der Hand. Es wäre also in hohem Maße ungerecht, manche unverständlichen Heilerfolge von Volksheilmitteln oder Außenseitermethoden als Einbildung oder Aberglaube abzustempeln und verächtlich zu machen, wie das leider allzuoft geschah und immer noch geschieht.

Zweifellos haben viele dieser alten Rezepte und Anwendungsvorschriften ihre Berechtigung, auch wenn uns deren Sinn oft bei oberflächlicher Betrachtung verborgen bleibt. Wenn man sich jedoch etwas näher mit der Materie befaßt und konsequent weiterdenkt, ergeben sich mitunter interessante Parallelen zu dem medizinischen Wissen und Gedankengut unserer Vorfahren.

Besonders was den Einsatz von Farben zu Heilzwecken anbelangt, gibt es in der Volksheilkunde Therapieanweisungen, die bei strikter Befolgung überraschende Heilerfolge bringen. Ob es sich bei manchen dieser Vorschläge um Empirie oder um angewandte Methoden früherer colortherapeutischer Erkenntnisse handelt, sei im Augenblick dahingestellt. Für uns ist lediglich der Effekt wichtig, der damit erzielt wird, wenn man Farben zur Heilung, zur Steigerung der Leistungsfähigkeit oder einfach prophylaktisch einsetzt.

Ein Beispiel möge dies verdeutlichen: Nach einem alten (deutschen) Hausrezept wird empfohlen, bei Gicht oder Rheuma das befallene Glied in eine »mit Indigo gefärbte« Schürze zu hüllen. Ein anderes Rezept schlägt vor, bei Milchstauung oder Brustdrüsenentzündung »blaues Zuckerpapier« aufzulegen.

Auch der medizinische Laie weiß, daß es sich bei den genannten Krankheiten um akute Entzündungen handelt, wobei die auslösenden Faktoren im Moment keine Rolle spielen. Es geht hier lediglich um die Schmerzen, die diese Krankheiten mit sich bringen und die man mit Farbenbehandlung bekämpfte.

Nun ist es eine feststehende Tatsache, daß Blaulicht entzündungshemmend wirkt, denn Blaulicht-Bestrahlungen werden ja in vielen Praxen der verschiedensten medizinischen Fachrichtungen tagtäglich mit bestem Erfolg durchgeführt. Somit ergeben sich zwischen dem Zuckerpapier, der mit Indigo gefärbten Schürze und der Blaubestrahlung moderner Art bereits interessante Zusammenhänge.

Ebenso ist bekannt, daß man in der heutigen Medizin häufig auch Rotlicht einsetzt, besonders wenn es sich um Krankheiten handelt, deren Ursache in einer Erkältung oder Unterkühlung zu suchen ist. Allerdings wird bei diesen Bestrahlungen vorwiegend die von den Lampen ausgehende Wärme als entscheidener Heilfaktor angesehen, was mit der »echten« Color-Therapie wenig zu tun hat. Wenn dann zusätzlich, was leider oft passiert, der falsche Farbfilter vorgeschaltet wird (Rot statt Blau oder umgekehrt), kann es passieren, daß die Heilung verzögert wird oder daß sich das Leiden verschlimmert.

Die Entwicklung in Europa

In der nachchristlichen Zeit hatte man die Color-Therapie in Europa fast vergessen. Lediglich die Volksheilkunde hielt an den alten Überlieferungen fest. Selbst die heilende Kraft der Sonne war den wenigsten bekannt, wenn man von den alten Römern absieht. (Dort machte man sich die Wirkung des Sonnenlichtes auf den Organismus zunutze. Wir finden hier neben den Thermen auch großzügig angelegte Solarien.) Ansonsten herrschte der Trend, möglichst wenig mit den bräunenden Sonnenstrahlen in Berührung zu kommen. Diese Ansicht schlug sich nicht nur in der Architektur nieder (kleine Fenster, lichtlose Hinterhöfe), sondern beeinflußte auch die Mode. Man kleidete sich zugeknöpft, eine sonnengebräunte Haut galt als unfein und wurde lediglich von Angehörigen der niederen Stände und der Landbevölkerung toleriert. Daß sich die allgemeine medizinische Meinung dieser Anschauung anschloß, sei nur am Rande vermerkt.

Obwohl bedeutende Philosophen und Ärzte immer wieder im Laufe der dahinfließenden Jahrhunderte versuchten, die medizinische Wirkung der Farben auf breiter Basis bekanntzumachen, blieb dies lediglich bei dem Versuch. Der bereits erwähnte Arzt und Philosoph Paracelsus hatte den Wert der Farben für die Medizin erkannt, konnte jedoch ebensowenig wie sein Zeitgenosse Agrippa von Nettesheim (1486–1535) das Wesen der Farben annähernd plausibel erklären.

Erst im Jahre 1666 trat eine Wendung ein: der geniale Physiker und Mathematiker Isaak Newton (1643–1727) entdeckte die Spektralfarben und stellte die »Emissionstheorie des Lichtes« auf. Er leitete durch eine kleine Öffnung Sonnenstrahlen in ein verdunkeltes Zimmer; auf einer der Öffnung gegenüberliegenden weißen Fläche zeigte sich eine helle, kreisrunde Scheibe, das sog. Sonnenbildchen. Newton brachte nun in das Strahlenbündel der zueinander parallelen Strahlen ein waagerecht liegendes Prisma aus Glas, dessen brechender Winkel abwärts gekehrt war. Durch die Einschaltung des Prismas in die Sonnenstrahlen erfolgte eine Ablenkung des Strahlenbündels. Der ursprünglich weiße Lichtkreis erschien jetzt als ein in die Länge gezogenes, farbiges Band, auf dem Newton der Reihe nach folgende Farben unterschied: Rot, Orange, Gelb, Grün, Hellblau, Dunkelblau, Violett. Während das Farbband an seinen Längskanten durch eine gerade Linie begrenzt war, verlief es am roten und violetten Ende halbkreisförmig, undeutlich und verschwommen ins Dunkle.

Goethe und die Farben

Durch Newtons Entdeckung wurde endlich eine Basis geschaffen, auf der man weiter aufbauen konnte. Es mußten jedoch noch einmal einhundert Jahre vergehen, bis sich ein Mann der Farbenforschung annahm, von dem man es am allerwenigsten erwartet hätte: der große deutsche Dichter Johann Wolfgang von Goethe (1749–1832). Goethe schrieb eine größere Anzahl von Abhandlungen und Beiträgen über Farben und Optik, deren bedeutendste sein Werk *Zur Farbenlehre* (1810) sein dürfte. Wie wichtig Goethe selbst seine Schriften über die Farben nahm, geht aus folgendem Ausspruch des Dichters hervor: »Auf alles, was ich als Poet geleistet habe, bilde ich mir gar nichts ein. Es haben treffliche Dichter mit mir gelebt, es lebten noch trefflichere vor mir und es werden ihrer nach mir sein. Daß ich aber in meinem Jahrhundert in der schwierigen Wissenschaft der Farbenlehre der einzige bin, der das Rechte weiß, darauf tue ich mir etwas zugute, und ich habe daher ein Bewußtsein der Superiorität über viele.«

Goethe stand den Erkenntnissen und den Lehren Newtons nicht gerade freundlich gegenüber. Der Kampf des Dichters gegen den Meister der experimentellen Optik schlägt sich deutlich in seinem Werk *Zur Farbenlehre* nieder, doch haben die Darlegungen weltbekannter Farbenforscher den Streit Goethes gegen Newton mit dem Abwägen der Verdienstanteile längst geschlichtet.

Selbst wenn manche Kreise von Naturwissenschaftlern auch heute noch der Goetheschen Farbenlehre gelegentlich gleichgültig oder ablehnend gegenüberstehen, stellt meiner Meinung nach sein Werk die Basis dar, die zumindest für das theoretische Verständnis der Color-Therapie nötig ist. Mögen viele Anhänger der analytischen Wissenschaften die Darlegungen Goethes lediglich für eine Weltanschauung halten – wir kommen nicht umhin, unsere Denkweise auch philosophisch auszurichten, wenn wir die Color-Therapie verstehen und erfolgreich anwenden wollen.

Während Goethe mit seinen Arbeiten an einer allgemeingültigen Farbenlehre beschäftigt war, befaßten sich andere Forscher vorwiegend mit den physikalischen und optischen Geheimnissen des Phänomens Farbe. Diese Forscher stützten sich insbesondere auf die Erkenntnisse und Lehren Newtons.

Spektralanalyse

Im Jahre 1802 entdeckte Wollaston in einem reinen Spektrum dunkle Streifen, die unregelmäßig über das Spektralband verteilt sind. Fraunhofer untersuchte später (1814–1815) diese Linien, die dann nach ihm benannt wurden. Einige dieser schwarzen Streifen sind sehr fein, kaum sichtbar und stehen allein, andere liegen sehr nahe beieinander und gleichen eher einem Schatten, wieder andere sind etwas stärker und erscheinen sehr scharf. Fraunhofer brachte ein System in diese scheinbare Verwirrung; er wählte 8 Streifen aus, die er mit A–B–C–D–E–F–G–H bezeichnete. Diese so bezeichneten Streifen haben den Vorteil, daß sie leicht zu erkennen sind und im Spektrum nicht in zu ungleichen Abständen auseinanderliegen. So finden wir A–B–C im Rot, D im Orange, E am Übergang von Gelb zu Grün, F an der Grenze zwischen Grün und Blau, G im Indigo und H im Violett.

Durch die Entdeckung der Fraunhoferschen Linien hatte man jetzt feste Bezugspunkte im Spektralband gewonnen, die erstmals genauere Messungen der Farbstrahlung zuließen.

Bunsen und Kirchhoff entdeckten 1859 die Spektralanalyse und ermöglichten es damit, die elementare Zusammensetzung jeder Materie aufgrund der für sie charakteristischen Strahlung festzustellen. (Die moderne Technik, Forschung und Wissenschaft können auf die Spektralanalyse nicht mehr verzichten.)

Durch diese neuen Erkenntnisse auf dem Gebiet der physikalischen Farbforschung war die Farbe nun endlich »hoffähig« geworden, so daß sich auch andere Wissenschaftler damit zu befassen begannen.

Die Medizin hinkte jedoch, leider wie so oft schon, hinterher. Goethe hatte darauf hingewiesen, daß die Farben die menschliche Psyche zu beeinflussen vermögen und daß zwischen Farbe und Empfindung ein enger Zusammenhang besteht. Es dauerte jedoch noch einige Jahrzehnte, bis sich fortschrittliche Therapeuten mit der Behandlung von Krankheiten durch Farben intensiv beschäftigten.

Vorläufer der
modernen Color-Therapie

Im Jahre 1877 veröffentlichte der Amerikaner S. Pancoast seine Schrift *Blue and Red Light* (»Blaues und Rotes Licht«). Die Ansichten Pancoasts haben mit der Goetheschen Farbenlehre wenig gemeinsam, da sie mehr ins Mystische tendieren. Ich möchte deswegen hier nicht näher darauf eingehen.

Erst seinem Landsmann Edwin D. Babbitt gelang es, durch seine Theorien über Color-Therapie und deren praktische Anwendung weltweit Anerkennung zu finden. Mit seinem Werk *The Principles of Light and Color* (»Die Prinzipien von Licht und Farbe«), das erstmals 1878 erschien und 1896 zum zweitenmal ediert wurde, legte er den Grundstein zur modernen Farblichtbehandlung, wenngleich manche Thesen Babbitts heute überholt sind oder zumindest anders interpretiert werden müssen.

Durch die Erfolge, die Babbitt mit seinen Behandlungen erzielte, wurden nun auch aufgeschlossene Mediziner der verschiedensten Fachrichtungen auf die neue Heilmethode aufmerksam. Man gab diesem neuen Zweig der Heilkunde den Namen *Chromo-Therapie,* die ausübenden Behandler nannte man *Chromopathen.*

Prof. L. Eberhard berichtet von einem Dr. Sciascia, der im vorigen Jahrhundert in Weltabgeschiedenheit auf Sizilien lebte. Er erforschte ebenfalls die Wirkung der Farbstrahlen und setzte seine Erkenntnisse in die Tat um, indem er die armen Bauern seiner Umgebung behandelte. Seine Erfolge brachten ihm den Ruf eines »Wunderarztes« ein. Die damaligen Wissenschaftler zeigten jedoch kein Interesse an seinen Forschungen.

Nach Eberhard benutzte Dr. Sciascia einen Farblichtapparat, genannt Photokanter, den er zunächst an seiner eigenen Person ausprobierte. Es wird berichtet, daß er mit diesem Apparat Verjüngungskuren durchgeführt habe. Augenzeugenberichten zufolge soll er durch die Anwendung seiner Farblichtbehandlungen mit siebzig Jahren wie ein Dreißigjähriger ausgesehen haben, im Besitz jugendlicher Kräfte und Ausdauer gewesen sein und ein Gesicht ohne Runzeln und Falten besessen haben.

Damals, um die Jahrhundertwende, wurden bereits verschiedene Geräte zur Durchführung der Color-Therapie konstruiert und eingesetzt. So behandelte man z. B. im Finsen-Institut, Kopenhagen, mit einem Apparat, in dem UV-Licht durch eine Kohlefaden-Lampe erzeugt und über ein Linsensystem auf die Patienten abgestrahlt wurde. Man konnte damit gleichzeitig fünf Patienten behandeln.

Auch die Methode von Dr. Cornings, der im Jahre 1890 durch an die Wand projizierte farbige Diabilder in Verbindung mit über Kopfhörer eingespielter Musik fast schon moderne Color-Therapie ausübte, soll hier erwähnt werden.

Ein überzeugter Vertreter der Behandlungsweise nach Babbitt war auch Dr. med. Georg von Langsdorff. In seinem 1894 in Karlsruhe erschienenen Buch *Die Licht- und Farbengesetze und deren therapeutische Anwendung* bringt Langsdorff neben der Aufbereitung und Verarbeitung Babbittschen Gedankengutes auch neue Anregungen für die Praxis. So schlägt er u. a. speziell konstruierte Linsen und Lampen für die Farblicht-Behandlung vor, z. B. das »Chromo-Disc« oder eine »Chromolinse«.

Der Erste Weltkrieg brachte nun in den Jahren 1914–1918 eine Zwangspause in der Farbenforschung, soweit sie die medizinische Seite betrifft. Erst 1931 erschienen zwei Schriften, die bereits die moderne Colortherapie in fast zeitgemäßer Form zum Inhalt hatten:

In seinem Werk *Moderne Rosenkreuzer* beschreibt G. W. Surya u. a. »Farblichtbetten« und »Farblichtstühle« sowie mit besonderen Farbfiltern und Farbvorhängen ausgestattete Räume, speziell konzipiert für Farbenbehandlungen.

Das andere Werk über Color-Therapie ist das ebenfalls 1931 erschienene Buch von Bruno P. Schliephacke *Farbe und Heilweise.* Der Autor entwickelt hier folgerichtig Theorien über das Heilmedium Farbe, die in ihrer Grundstruktur als Basis der modernen Farblichttherapie gelten dürfen. Obgleich ich in einigen wenigen Punkten nicht die Ansicht Schliephackes teile, muß doch festgestellt werden, daß seine Ausführungen in vielen Teilen die Grundlagen meiner eigenen Forschungen darstellen.

Alle weiteren Veröffentlichungen späterer Autoren, soweit sie die praktische Anwendung der Farblichtbestrahlung betreffen, bringen m. W. keine wesentlich neuen Tatsachen, sondern nur Fakten und Vergleichsbeispiele, die auf der bisher aufgezeigten Ebene liegen.

Ich möchte hier ausdrücklich die allgemeine Farbenforschung ausklammern, ebenso die Farbenpsychologie, Farbenhygiene und ähnliche Fachrichtungen, die als Teilbereiche in das große Gebiet der Medizin mit hineinspielen. Auf all diesen Sektoren des Sammelbegriffes Farbe wurde und wird ständig Hervorragendes geleistet und muß auch weiterhin geleistet werden, denn das Phänomen Farbe gibt uns trotz aller Erkenntnisse immer wieder neue Rätsel auf, die der Lösung harren.

Farbenlehre

Bevor man sich mit der praktischen Anwendung der Color-Therapie befaßt, sollte man sich mit den Grundzügen der Farbenlehre vertraut machen. Dieses Basiswissen schützt später vor einer zu starken Schematisierung und läßt die Zusammenhänge leichter erkennen.

Nach Richter ist die Farbenlehre die Wissenschaft von den farbigen Erscheinungen, die uns durch den Gesichtssinn vermittelt werden, also von der Farbempfindung. Zum Zustandekommen einer Farbempfindung ist eine ins Auge gelangende Strahlung (Lichtstrahlung) nötig. Diese Strahlung löst im Auge den Farbenreiz aus. Dieser Reiz wird zum Gehirn geleitet und bewirkt dort die Farbempfindung.

Die Farbenlehre könnte man auch als Teilgebiet der Lichttechnik auffassen, die ja ebenfalls die Wirkung der strahlenden Energie auf das Auge zum Gegenstand hat. Beide Gebiete sind eng miteinander verknüpft. Für die Color-Therapie ist die Lichttechnik ebenfalls eine notwendige Hilfswissenschaft.

Im Sinne Goethes unterscheiden wir drei reine Haupt- oder Grundfarben:
Rot, Gelb, Blau.
Mischt man nun je zwei dieser Grundfarben zu gleichen Teilen, so erhalten wir die Mischfarben erster Ordnung:

Abb. 1

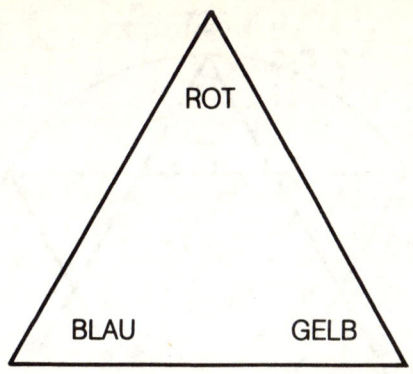

Rot und Gelb ergibt Orange
Gelb und Blau ergibt Grün
Blau und Rot ergibt Violett.

Setzt man nun je eine dieser drei Hauptfarben, in der Reihenfolge, wie sie im Spektralband erscheinen, im Uhrzeigersinn in die Winkel eines gleichseitigen Drei-ecks, so entsteht obiges Bild: (Abb. 1)
Plazieren wir nun zwischen die 3 Grundfarben in richti-ger Reihenfolge 3 Mischfarben erster Ordnung, so erhal-ten wir einen sechsstelligen Farbenkreis. Verbindet man diese drei Zwischenpunkte durch Linien miteinander, so ergibt sich wiederum ein gleichseitiges Dreieck, diesmal mit der Spitze nach unten.
Die jeder Farbe (annähernd) entsprechende Kontrast-oder Gegenfarbe läßt sich jetzt ebenfalls bereits herausle-sen, da diese im Farbenkreis der korrespondierenden Farbe immer gegenüberliegt. So ist die Gegenfarbe von Rot – Grün; von Gelb – Violett; von Blau – Orange und umgekehrt. (Abb. 2)

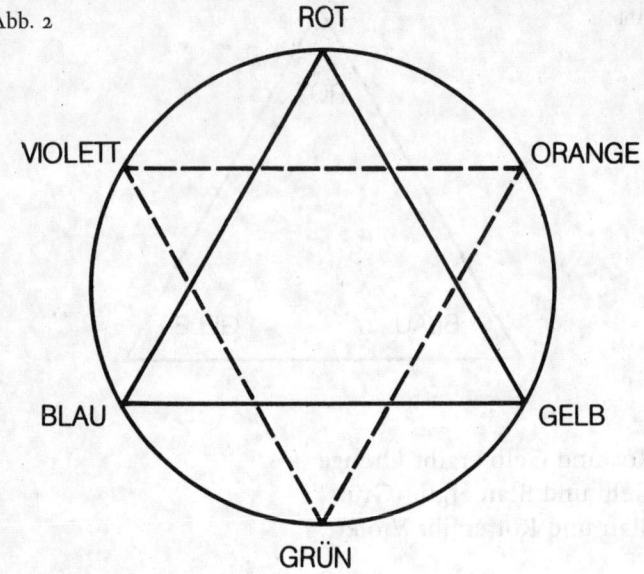

Abb. 2

ROT

VIOLETT

ORANGE

BLAU

GELB

GRÜN

Da die Farben für das menschliche Empfinden neben den anderen Wirkungen als zwei Hauptunterscheidungen auch den Eindruck von Wärme oder Kälte vermitteln, habe ich wegen der Übersichtlichkeit den sechsteiligen Farbenkreis zusätzlich in eine »warme« und eine »kalte« Hälfte eingeteilt. (Abb. 3)

Die warmen Farben erstrecken sich von Rot bis Gelb, die kalten Farben gehen von Blau bis Violett. Das in der Mitte der Basis liegende Grün, sofern es aus gleichen Teilen Gelb und Blau besteht, ist neutral. Je nachdem, ob man den Mischungsanteil von Blau oder Gelb erhöht, erhält das Grün bei erhöhtem Gelb-Anteil einen mehr wärmenden, freundlichen Charakter, während es umgekehrt bei verstärkter Zugabe von Blau eine kühlende Wirkung

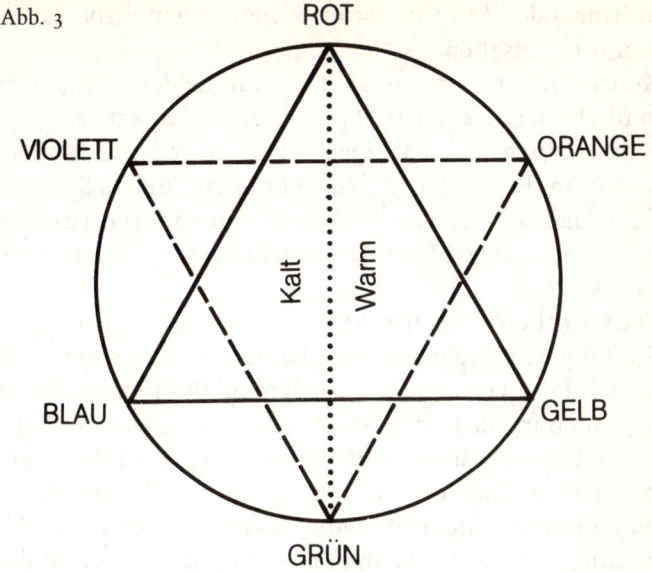

Abb. 3

ROT

VIOLETT

ORANGE

Kalt : Warm

BLAU

GELB

GRÜN

aufweist. Auf der anderen Seite verhält es sich ähnlich: gesteigerte Zumischung von Rot zu Blau ergibt einen wärmenden Farbton. Da Blau jedoch als die »kälteste« Farbe immer dominiert, kommt hier der beigemischte Rot-Anteil nicht so stark zur Geltung.

Wenn wir diesen Farbenkreis in Abb. 3 genau betrachten, werden wir feststellen, daß es sich dabei um zwei gleich große, gleichschenkelige Dreiecke handelt, die um 180° verdreht sind.

In den Winkeln des auf der Basis liegenden Dreiecks befinden sich die drei Grund- bzw. Hauptfarben Rot, Gelb, Blau, während sich die Mischfarben erster Ordnung jeweils in den Winkeln des auf der Spitze stehenden Dreiecks befinden. Gleichzeitig kann man auch sofort den

Wärme- oder Kältecharakter der jeweiligen Farbe auf einen Blick ersehen.

Konzentrieren wir uns aber auf die beiden ineinander verdrehten Dreiecke in Abb. 2, so erkennen wir darin unschwer einen sechszackigen Stern, ein sogenanntes Hexagramm. Es handelt sich dabei um ein uraltes Symbol, dem man die verschiedensten Bezeichnungen gegeben hat, wie z. B. Davidstern, Magen Davids, Schlüssel Salomons.

Die Griechen nennen es »Hexalpha«, weil man aus jeder Stellung den Buchstaben Alpha herauslesen kann.

Obwohl das Hexagramm das Symbol des Judentums ist und auch in der Flagge Israels erscheint, so war es doch schon lange vor den Juden bekannt, so z. B. in der Steinzeit in Skandinavien; aber auch die alten Inder und Ägypter kannten es und verwandten es als Symbol. In der Alchimie, in der Kabbala und in der Freimaurerei spielt das Hexagramm ebenfalls eine große Rolle.

Individuelle Farbempfindung

Da jeder Mensch eine eigene Persönlichkeit verkörpert und deshalb ein seiner Psyche entsprechendes Farbempfinden hat, ist eine exakte Definition reiner Farben nur anhand von festgelegten Farbwerten möglich, denn was der einzelne oft als ein reines Blau ansieht, enthält manchmal einen größeren Anteil Rot oder Gelb. Ebenso verhält es sich mit den anderen Grundfarben, die ebenfalls Beimischungen verschiedener Farben aufweisen können.

Die Color-Therapie nach meiner Methode ist jedoch nur dann voll wirksam und nachvollziehbar, wenn man möglichst monochromatische Farben bzw. Farbfilter verwendet. Jede Spektralfarbe greift ja in die andere über, und normale Filter lassen meist nicht nur die Farbe durch, in der sie selbst erscheinen. Der spektrale Durchlaßbereich eines schlechten Rotfilters bewegt sich oft zwischen Gelbgrün und Violett. Ein monochromatischer Filter hingegen würde nur etwas Orange und einen kleinen Teil Violett passieren lassen, jedoch kein Blau und Grün.

Dies erklärt auch die Tatsache, weshalb monochromatische Farbfilter sehr teuer sind. Es gibt Laborfilter in der Größe eines Kleinbild-Dias, die mehrere tausend Mark kosten und deshalb sehr sorgsam behütet und gepflegt werden.

Als gute und preiswerte Alternative zu diesen teuren Laborfiltern bieten sich die Farbfilter der COLORTRON-Bestrahlungsgeräte an. Es handelt sich dabei um Kunststoff-Filter in den sechs Therapiefarben, wie sie für die Color-Therapie nach meiner Methode benötigt werden. Der spektrale Durchlaßbereich entspricht den Voraussetzungen, die für wirkungsvolle Farblichtbestrahlungen nötig sind. (Siehe Abb. 4)

Wenn also von manchen Autoren empfohlen wird, anstelle getesteter Farbfilter farbige Glühbirnen, wie man sie in jedem Elektrogeschäft kaufen kann, zu verwenden, so lassen sich damit höchstens colortherapeutische Zufallstreffer erzielen. Dasselbe gilt auch für die Vorschläge, gewöhnliche Glühlampen bunt zu bemalen oder mit farbigen Folien zu bekleben. Auch damit kann man zwar Stimmungs- oder Illuminationseffekte erreichen, niemals aber echte Color-Therapie-Resultate.

Da der individuelle Farbgeschmack und die Farbempfindungen sehr unterschiedlich sind, müssen die für unsere Zwecke benötigten sechs Therapiefarben genau festgelegt und bezeichnet werden. Wir verwenden hierfür die Farbwertbezeichnungen nach der Tabelle der dänischen Farbenforscher Konerup-Wanscher. Diese lauten folgendermaßen:

ROT   knallrot
                   (hochrot, signalrot)
                   Nr. 11/A/8

ORANGE   rotorange
                   (flammenrot, feuerrot)
                   Nr. 7/A/8

GELB	knallgelb
	(chromgelb, cadmiumgelb hell)
	Nr. 2/A/8
GRÜN	knallgrün
	(urgrün)
	Nr. 27/A/8
BLAU	knallblau
	(urblau, ultramarin künstl.)
	Nr. 21/A/8
VIOLETT	knallviolett
	(etwa purpur)
	Nr. 17/A/8

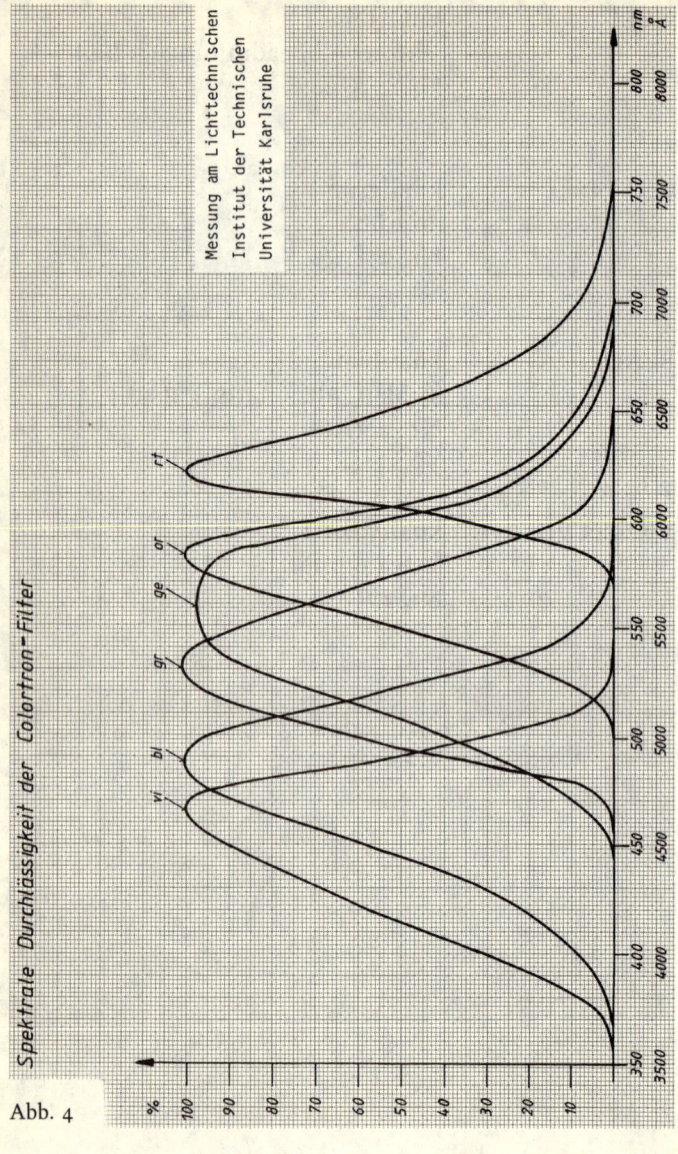

Spektrale Durchlässigkeit der Colortron-Filter

Messung am Lichttechnischen
Institut der Technischen
Universität Karlsruhe

Abb. 4

68

Color-Therapie –
eine hermetische Wissenschaft

Wir sprachen bereits von dem griechischen Gott Hermes und der nach ihm benannten »Hermetischen Wissenschaft«. Ein großer Teil dieser Erkenntnisse basiert auf dem Naturgesetz von der Dreiheit, geometrisch ausgedrückt im gleichseitigen Dreieck. Dieses Elementargesetz begegnet uns nicht nur im wissenschaftlichen, sondern auch im täglichen Bereich so häufig, daß wir es oft gar nicht mehr wahrnehmen.

Viele Religionen der Menschheit haben eine Dreier-Symbolik: Denken wir hier nur an die christliche Lehre von der »heiligen Dreifaltigkeit«, an fernöstliche Glaubensformen, z. B. an die Göttin mit den drei Augen, an den Gott Schiwa mit drei Köpfen usw.

Auch die Natur hat das Dreieck als Baustein eingesetzt, so bei der Struktur von Kristallen.

Ob in der Musik (Dreiklang),

in der Technik (Dreierschaltung),

in der Architektur früherer Kulturen (Obeliske, Steinsäulen)

oder in der Kunst und Symbolik: überall stoßen wir auf das Gesetz der Dreiheit.

Auch die Farbe ist »dreidimensional«, da es erst mit drei Variationsmöglichkeiten gelingt, eine Farbe annähernd zu beschreiben. Den Menschen selbst kann man ebenfalls im übertragenen Sinne als dreiteiliges Wesen bezeichnen.

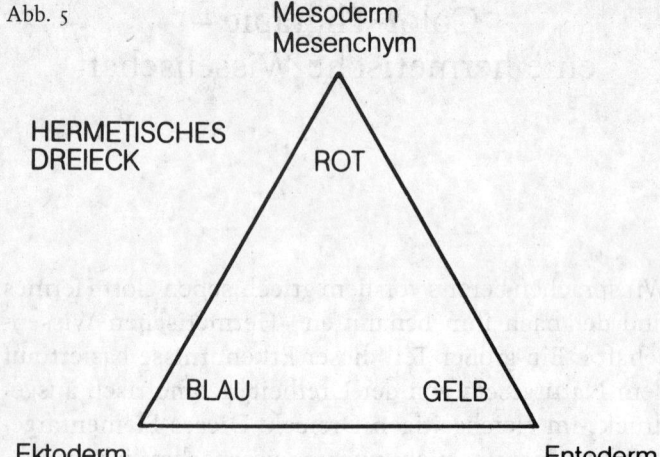

Abb. 5

Mesoderm
Mesenchym

HERMETISCHES
DREIECK

ROT

BLAU   GELB

Ektoderm   Entoderm

Nach Rudolf Steiner gliedert sich der menschliche Körper nach drei Prinzipien:

das Nerven-Sinnes-System,
das Stoffwechsel-Gliedmaßen-System,
das Herz-Lungen-System.

Natürlich sind darunter nicht rein anatomisch unterscheidbare Bereiche zu verstehen, sondern drei verschiedene Kräfte- und Funktionsbereiche.
Auch die auf die alten Philosophen zurückgehende Meinung, der Mensch bestehe aus Körper, Geist und Seele, läßt das uralte Phänomen der Dreiheit erkennen.
Nehmen wir nun nochmals zur leichteren Erläuterung das Dreieck mit den drei Grundfarben (vgl. Abb. 1) und fügen jedem Winkel eines der drei Keimblätter hinzu,

70

aus denen der Mensch hervorgegangen ist und die im Mutterleib als erste embryonale Anlage gebildet werden, so erhalten wir das Bild eines »hermetischen« Dreiecks. (Abb. 5)

Die Keimblätter

Figur, Aussehen und alle sonstigen Merkmale und Eigenschaften des späteren Menschen werden bereits bei der Zeugung geprägt (Genetischer Code). Bei der nun einsetzenden Zellteilung bilden sich vor der Entstehung des eigentlichen Embryos die drei Keimblätter, aus denen alle Zellen und Organe des zukünftigen Menschen hervorgehen. Innerhalb kurzer Zeit nach der Befruchtung teilt sich die weibliche Eizelle in

1. Ektoderm (äußeres Keimblatt)
2. Entoderm (inneres Keimblatt)
3. Mesoderm/Mesenchym (mittleres Keimblatt, das sich aus dem Entoderm abspaltet)

Im einzelnen bringen die Keimblätter (Blasteme) folgende Organe hervor:

Ektoderm:

Epithelzellen* der Haut, Haare, Finger- und Zehennägel

* Epithel (Mrz.: Epithelien) sind ein- oder mehrschichtige Zellverbände, die die äußere oder innere Körperoberfläche auskleiden und, je nach ihrer Struktur, Funktions-, Schutz- oder Abwehraufgaben erfüllen. Das Flimmerepithel der Nasenschleimhaut hat z. B. die Aufgabe, die eingeatmete Luft von Fremdkörpern zu befreien und diese durch Flimmerbewegungen wieder nach außen zu befördern.

Nervenzellen und Neuroglia (= Nervenkitt, der die Ner-
venenden sozusagen zusammenhält)
Gehirn und Rückenmark
Hypophysen-Vorderlappen (abgek.: HVL, bildet u. a.
wichtige Wachstums- und Stoffwechselhormone)
Spezielle Zellen des Nebennierenmarkes (abgek.: NNM,
bilden die Hormone Noradrenalin und Adrenalin, die
für die Blutdruckregulation wichtig sind)
Glaskörper und Netzhaut des Auges
Epithel der Sinnesorgane (Auge, Mund, Nase, Ohr)
Zahnschmelz
Teile der vorderen Mundhöhle
Scheideneingang und äußere Teile der Harnröhre

Entoderm:

Epithel des Magen- und Darmkanals
Schilddrüse und Nebenschilddrüsen
Leber und Bauchspeicheldrüse
Epithel von Luftröhre, Bronchien, Lungenbläschen
Harnblase, Hauptteile von Harnblase mit Drüsen,
Prostata

Mesoderm/Mesenchym:

Herz und Gefäße
Epithel von Niere und Harnleiter
Nebennierenrinde (abgek.: NNR, bildet eine große An-
zahl wichtiger Hormone)
Gebärmutter, Eileiter und innerste Vaginalanteile
Epithel der seriösen Häute (Herzbeutel, Rippenfell,
Bauchfell)

Lederhaut

Skelett (Knochen)

Muskulatur und Bindegewebe

Chorda dorsalis (= die »Rückensaite«, von der die spätere Entwicklung der Wirbelsäule abhängt)

Um die Zugehörigkeit der Farben zu den einzelnen Körperbauteilen zu veranschaulichen, wurden in der graphischen Darstellung (Abb. 6) die Keimblätter und die daraus entstehenden Organe und Zellverbände dem sechsteiligen Farbenkreis hinzugefügt. Dadurch kann man ohne langes Suchen erkennen, welche der drei Grundfarben den jeweiligen Organen oder Zellverbänden zuzuordnen ist und diese zu beeinflussen vermag.

Die im Farbenkreis zwischen den Grundfarben liegenden Mischfarben erster Ordnung wirken nicht so sehr organbezogen, sondern vorwiegend auf das Nervensystem und auf die einzelnen Funktions- und Regelkreise. Man hat also die Möglichkeit, mit den Mischfarben zwischen den Grundfarben zu interpolieren und kann dadurch neben den Organzellen auch die Funktionen ansprechen.

Da alle Zellen, Zellverbände, überhaupt alle Bausteine des menschlichen Körpers von der Geburt bis zum Tode auf dem Blut-, Lymph- oder Nervenweg miteinander verbunden sind, haben also die Mischfarben ebenfalls eine wichtige Bedeutung. Man könnte sagen, sie wirken, je nach Einsatz, anregend oder dämpfend.

Man kommt deshalb in der Color-Therapie nach Schiegl mit den sechs Standardfarben unseres Farbenkreises ohne weiteres aus.

Der zusätzliche Einsatz weiterer Farbnuancen bringt nach meiner Erfahrung bei der praktischen Farbenbehandlung keinen nennenswerten Effekt und würde nur

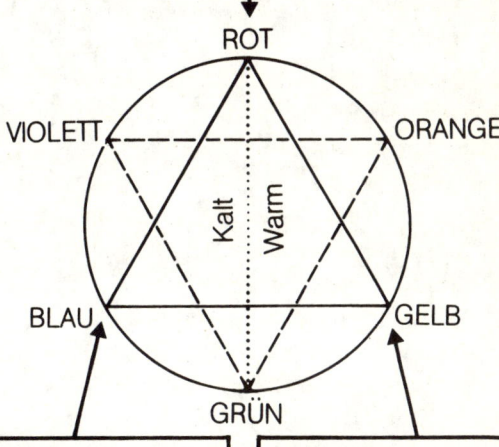

Mesoderm/Mesenchym
Herz und Gefäße
Epithel von Niere- u. Harnleiter
Nebennierenrinde
Gebärmutter, Eileiter und innerste Vaginalanteile
Epithel der seriösen Häute
(Herzbeutel, Rippenfell, Bauchfell)
Lederhaut
Skelett (Knochen)
Muskulatur und Bindegewebe
Chorda dorsalis (Wirbelsäule)

ROT

VIOLETT — ORANGE

Kalt Warm

BLAU — GELB

GRÜN

Ektoderm
Epithelien der Haut, Haare,
Finger- und Zehennägel
Alle Nervenzellen
Gehirn und Rückenmark
Hypophysen-Vorderlappen
Zellen des Nebennieren-
markes
Glaskörper und Netzhaut
des Auges
Epithel der Sinnesorgane
Auge, Nase, Mund, Ohr
Zahnschmelz
Teile der vorderen
Mundhöhle
Scheideneingang
Äußere Teile der Harnröhre

Entoderm
Epithel des Magen-/Darm-
kanals
Schilddrüse u. Neben-
schilddrüsen
Leber- und Bauchspeichel-
drüse
Epithel von Luftröhre,
Bronchien, Lungen-
bläschen
Harnblase, Hauptteile von
Harnblase mit Drüsen
Prostata

Abb. 6

Verwirrung stiften. (Anders ist es in der Farbenpsychologie: hier arbeitet man teilweise mit hundert und mehr Farbtönen.)

Die dem Buch beigefügten Farbfilter entsprechen in ihren Farbwerten – ebenso wie die Filter des Praxisgerätes COLORTRON – den sechs Standardfarben nach der auf den Seiten 66/67 aufgeführten dänischen Farbtabelle von Konerup-Wanscher.

Aufnahme der Farben
durch den Körper

Zum reibungslosen Zusammenspiel aller Organe und für die Funktionstüchtigkeit derselben benötigt der menschliche Körper einen ausgeglichenen »Farbenhaushalt«. Die Farben werden auf verschiedene Art vom menschlichen Körper aufgenommen, dort entweder sofort in Energie umgesetzt, oder aber gespeichert und im Bedarfsfalle abgegeben. Auch eine Anregung des Zellstoffwechsels ist möglich, was sich wiederum auf die Gesamtfunktion der einzelnen Organe auswirkt.
Wir unterscheiden drei Möglichkeiten, nach denen der menschliche Organismus Farben aufnehmen kann:

1. die psychische (seelische) Aufnahme
2. die neurale (nervliche) Aufnahme
3. die physikalisch-chemische Aufnahme

Bei der psychischen oder seelischen Beeinflussung handelt es sich um die Farbstrahlung, die vom Auge aufgenommen und vom Gehirn verarbeitet wird. Hierbei dringen die farbigen Lichtreize durch die gekrümmte Hornhaut, Pupille, Linse und den Glaskörper bis zur Retina (Netzhaut) vor. Dort erscheint ein umgekehrtes, auf dem Kopf stehendes Bild des Gegenstandes, von dem die Strahlung bzw. Reflexion ausging. Durch einen komplizierten chemischen Umwandlungsprozeß wird der

Lichtreiz in andere Energien umgewandelt, die sich auf dem Weg über Sehnerv und Gehirn zu einer Vorstellung formen.

Die in die Netzhaut eingelagerten lichtempfindlichen Sinneszellen bezeichnet man wegen ihrer charakteristischen Form als »Stäbchen« oder »Zäpfchen«. Darin eingebettete Substanzen (Sehpurpur) verändern sich auf chemischem Weg unter Lichteinwirkung. Hört der Lichtreiz auf, erfolgt eine Rückverwandlung.

Die neurale oder auch nervliche Aufnahme der Farbstrahlung aktiviert als zweite, übergeordnete Stufe aufgrund der ausgelösten seelischen Kräfte den Organismus zur Bildung von spezifischen Antikörpern. Diese Antikörper spielen in der natürlichen Abwehrreaktion des Organismus gegen Bakterien und Viren eine wichtige Rolle. Je nach Farbart können bestimmte Organe angesprochen und Enzymreaktionen angeregt werden. Zweifellos wird auch das RES (Retikulo-Endotheliales-System) stimuliert, das vor allem für die Widerstandskraft des Körpers gegenüber Krankheiten maßgebende Bedeutung hat (Körpereigene Abwehr).

Die physikalisch-chemische Farbaufnahme erfolgt auf zweierlei Art:

a) Die physikalische Beeinflussung geschieht direkt über die Haut: entweder durch gezielte Farblichtbestrahlung derselben oder – in abgeschwächter Form – durch die Einwirkung der »stummen« Strahlung von farbiger Kleidung, die unmittelbar auf der Haut getragen wird. (Allerdings wirkt diese »stumme Strahlung« wesentlich langsamer und schwächer als die gezielte Farblichtbestrahlung, wie sie die moderne Color-Therapie bietet.)

b) Die chemische Aufnahme erfolgt durch die in gesunder Mischkost enthaltenen Naturfarben im Magen-Darmtrakt, auch über farbbestrahltes Wasser oder entsprechend präparierte Medikamente.

Ein Mensch mittlerer Körpergröße verfügt über ca. 1,6 m² Hautoberfläche, in die etwa 6 Millionen Nervenendungen eingelagert sind. Diese »sensiblen Nervenfasern« enden entweder frei im Gewebe oder bilden, auch in abgewandelter Form, Tastzellen oder Tastkörperchen, die die Empfindungsreize »kalt« und »warm«, Schmerzgefühl oder sonstige Tastempfindungen dem Gehirn mitteilen. Somit stellt die Haut ein eigenständiges, lebenswichtiges Organ dar. Genaugenommen könnte man die Haut als die größte Drüse mit innersekretorischer Funktion bezeichnen, die gleichbedeutend neben den anderen Drüsen mit innerer Sekretion steht. (Wie z. B. Schilddrüse, Hirnanhangdrüse, Nebennieren usw., um nur die bekanntesten zu erwähnen.)
Eine Vielzahl der sensiblen Nervenfasern ist in bestimmten Teilen (Segmenten) des Rückenmarks mit dort endenden Nervenfasern der inneren Organe gekoppelt, so daß diese Organe über den jeweils damit in Zusammenhang stehenden Hautbezirk angesprochen oder beeinflußt werden können. Umgekehrt verhält es sich ebenso: Das erkrankte Organ signalisiert seinen Zustand an das mit ihm korrespondierende Hautsegment. Ein dort auftretendes Schmerzgefühl oder sonstige ungewöhnliche Empfindungen lassen gleichfalls Rückschlüsse auf den Organzustand zu. Diese Hautbereiche, die nicht immer in unmittelbarer Nähe des dazugehörigen Organs liegen müssen, nennt man nach ihrem Entdecker, dem Londoner Neurologen Henry Head (1891–1940), Headsche Zonen.

Der aus den Keimblättern entstandene Gesamtorganismus behält diese nervalen Verbindungswege bis zum gänzlichen Verlöschen der Lebensfunktionen, also bis zum Tode, bei. Deshalb bedient sich auch die Color-Therapie dieser wichtigen »Verbindungswege« von der Hautoberfläche zu den inneren Organen, wenn auch nicht in so direkter Form wie die Neural- oder Segmenttherapie.

Farbwirkung
und Organzuordnung

Rot steht an der Spitze des Lebensdreiecks und bedeutet Feuer, Hitze, Aktivität, Bewegung. Rot steht für Lebenskraft, Energie, Tatkraft, Erregung (im positiven wie im negativen Sinn, z. B. Liebe – Haß, Aufbau – Zerstörung, Anerkennung – Ablehnung).

Organzuordnung: Mesoderm / Mesenchym

Therapiewirkung: sympathicotrop, stark anregend, beschleunigend, tonisierend, Steigerung der Herz- und Pulsfrequenz, hypertonisch, durchblutungsfördernd, erweiternd, hämoptoetisch, diuretisch, atmungsanregend, entstauend, hyperämisierend, antreibend, die Schmerzbereitschaft wird gesteigert.

Chemische Reaktion: stark sauer

Orange finden wir auf der warmen Seite des Farbenkreises, es kommt dem natürlichen Licht am nächsten. Orange wirkt mild, aufbauend, kräftigend, positiv verhaltend, fröhlich, unaufdringlich, in jeder Beziehung gesundheitsfördernd, dämpft die Intensität des Rot und bremst die in die Tiefe gehende Aktivität des Gelb.

Therapiewirkung: leicht sympathicotrop, stoffwechsel-
fördernd, roborierend beim Gasaustausch, choleretisch,
lymphatisch, regt die Nierenfunktion an, laxierend, anti-
depressiv, psychisch aufhellend, antilethargisch.

Chemische Reaktion: sauer

Gelb steht im rechten Basiswinkel des Dreiecks und gehört zu den warmen Farben. Es bedeutet Leichtigkeit,
wirkt schwerelos und heiter, aufmunternd und behaglich. Gelb wirkt nicht so kraß dominierend wie Rot, sondern bietet mehr gemäßigte Wärme, hat ausgleichenden
Charakter, jedoch mit kräftiger Tiefenwirkung. (Goethe
sagte: »Gelb bohrt sich ins Organ.«)

Organzuordnung: Entoderm

Therapiewirkung: Gelb wirkt hauptsächlich auf die
Drüsenfunktionen stimulierend, sekretionsfördernd,
schleimhautaktivierend, nervenstärkend und properi-
staltisch, beeinflußt besonders das Leberparenchym.

Chemische Reaktion: leicht sauer

Grün: Aus dem warmen Gelb und dem kalten Blau entsteht Grün. Somit ergibt sich zwangsläufig eine gewisse
Neutralität, eine Vermischung von Kälte und Wärme, je
nach Anteil der dominierenden Farbe.

Therapiewirkung: ausgleichend, besänftigend, vermittelnd; bei Verschiebung nach der blauen Seite wirkt es sedierend, bei größerem Gelbanteil tonisierend.

Vorwiegend bedeutet Grün Ruhe und Erholung, läßt Kräfte sammeln, bringt Regeneration. Mit dem neutralen Grün kann die im Augenblick herrschende Stimmungslage des Patienten immer nach der positiven Seite hin beeinflußt werden; Stärken werden aufgebaut, Schwächen werden eliminiert. Zur Einleitung der Behandlung eignet sich Grün vorzüglich

Chemische Reaktion: neutral

Blau: Bei Blau beginnt die kalte Seite des Farbenkreises. Das tiefe Ultramarin repräsentiert Ruhe, Aktinität (Kälte), Bewegungsarmut, Dunkelheit; es wirkt abstoßend, abbauend, zersetzend, hemmend auf jegliches Wachstum. Es bringt Erholung, Entspannung, Schlaf.

In biorhythmischer Hinsicht ist Blau die Farbe der Regenerationsphase. Nach Blau kommt nur noch das absolute Nichts, das Schwarz.

Organzuordnung: Ektoderm

Therapiewirkung: parasympathicotrop, stark sedierend, verlangsamt die Pulsfrequenz, zusammenziehend, antibakteriell, hypotonisch, durchblutungshemmend, die Schmerzbereitschaft wird herabgesetzt, verhärtend, stauend, atrophisch, organisch und seelisch dämpfend, zersetzend, auflösend, absorbierend.

Chemische Reaktion: alkalisch

Violett: Zwischen dem kalten Blau und dem warmen Rot liegt in der Farbskala das mysteriöse Violett, das somit eine gewisse ausgleichende Funktion erfüllt. Es schwächt die Kälte und dämpft das Feuer, repräsentiert Erhabenheit, Macht und Distanz.

Therapiewirkung: beeinflußt vorwiegend das zentrale Nervensystem, fördert die Schlafbereitschaft, wirkt dämpfend, entspannend, hypnotisch, kataleptisch. (Schliephacke bezeichnete Violett als das »Morphium der Farben«; daher ist bei Neurotikern Vorsicht geboten.)

Chemische Reaktion: leicht alkalisch

Bestrahlungsgeräte

Die zweifellos beste Art, die Color-Therapie praktisch und gezielt einzusetzen, besteht in der kontrolliert steuerbaren Farblichtbestrahlung. Für moderne Naturheilpraxen und ganzheitsmedizinisch ausgerichtete Arztpraxen, Kliniken, Sanatorien, Kurbäder, Kosmetik-Institute und ähnliche Einrichtungen habe ich ein professionelles Bestrahlungsgerät entwickelt, das überall mit bestem Erfolg eingesetzt wird.

Das Gerät, das unter der Markenbezeichnung COLORTRON I im Handel ist, erfüllt folgende Voraussetzungen, die für einen gezielten kommerziellen Einsatz und rationelle Behandlung wichtig sind:

Wahlweise Großflächen- oder Teilbestrahlung
Leicht auswechselbare Farbfilter
Regelung der Strahlungsstärke
Exakte Zeitschaltung
Stufenlose Verstellung des Abstandes vom Strahler
  zum Patienten
Hohe Lichtausbeute bei geringer Wärmeentwicklung
Getestete Spezial-Farbfilter

Das COLORTRON I ist ein hochwertiges Praxisgerät, das wegen seiner Größe für den Heimgebrauch nur bei entsprechenden räumlichen Verhältnissen zu verwen-

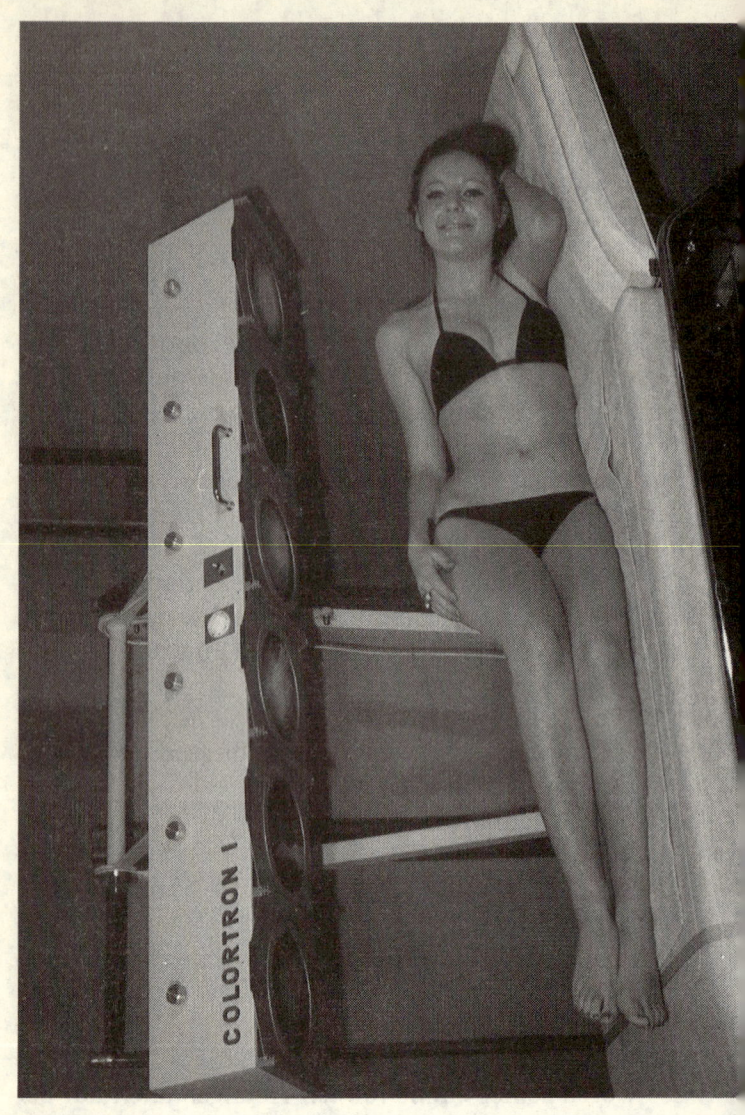

Abb. 7: COLORTRON I

den ist. Auch dürften die Anschaffungskosten für einen privaten Haushalt zu hoch sein, denn es handelt sich ja um ein stabiles professionelles Bestrahlungsgerät, von robuster Form in zeitlosem Design, das für den 24-Stundenbetrieb konzipiert wurde.

Das COLORTRON I (siehe Abb. 7) ist 185 cm hoch und 150 cm breit, läuft auf Gummirollen und läßt sich bequem über jede Praxisliege schieben.

Das Langfeldgehäuse ist in sechs Reflektorenschächte aufgeteilt. In jedem Schacht befindet sich ein Reflex-Strahler, so daß jeder Schacht eine in sich abgeschlossene Bestrahlungseinheit bildet. Pro Schacht können bis zu drei Colorfilter vorgeschaltet werden. Jede Bestrahlungseinheit ist separat schaltbar. Die Lichtintensität kann stufenlos von ca. 20% bis 100% eingestellt werden.

Für Praxen, die die Color-Therapie nur als Zusatzbehandlung einsetzen, oder für den häuslichen Gebrauch gibt es das Heim-COLORTRON* (siehe Abb. 16), das ebenfalls über getestete Farbfilter verfügt und universell benutzt werden kann.

Für den Fall jedoch, daß Sie sich erst einmal versuchsweise von der Wirkung der Farblichtstrahlen überzeugen wollen, wurden diesem Buch kleine Farbfilterscheiben in den benötigten Standard-Normfarben beigefügt, die sie für die eigene Herstellung eines Farbstrahlers verwenden können.

Als Bestrahlungsquelle benötigen Sie lediglich eine gewöhnliche Schreibtisch- oder Nachttischlampe. Gut geeignet sind auch die modernen Arbeitslampen für Schreib- oder Zeichentische, bei denen man Lampe und Schirm in jede gewünschte Lage und Richtung drehen

* Vertrieb: Fa. Norimed, Nürnberger Str. 71, 90762 Fürth

kann. Wichtig ist bei der Wahl des Beleuchtungskörpers jedoch, daß der Schirm nicht transparent ist, d. h. das Licht darf nur nach unten abstrahlen. (Die meisten dieser Lampen haben einen festen, lichtundurchlässigen Metallschirm.)

Falls Sie nun in Ihrem häuslichen Bereich eine passende Lampe gefunden oder sich eine solche angeschafft haben, erfolgt das Herstellen der Farbfilter.

Nehmen Sie dazu ein genügend großes Stück flachen Karton, am besten einen starken Zeichenkarton, halten Sie diesen an die Austrittsöffnung des Lampenschirms und zeichnen Sie die Rundung nach. (Abb. 8)

Abb. 8

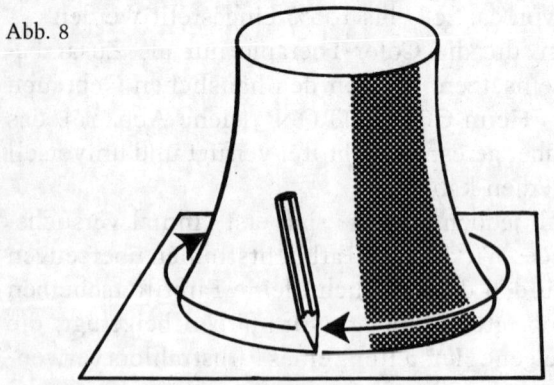

Den aufgezeichneten Kreis in der Größe des unteren Lampenschirmdurchmessers schneiden Sie nun sauber aus und fertigen sich nach dieser Schablone weitere 5 Pappscheiben, so daß Sie nunmehr über insgesamt 6 Stück verfügen. (Abb. 9)

88

Abb. 9

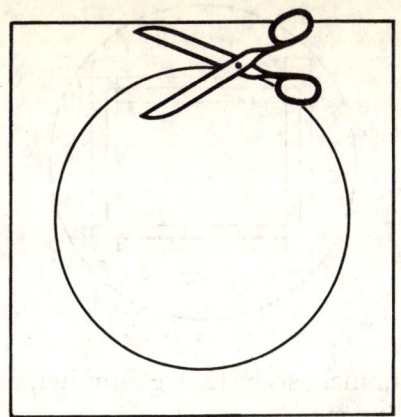

Diese Pappscheiben bilden die Trägerplatten für die Farbfilter. Schneiden Sie in die Mitte der Scheiben eine qua-
dratische Öffnung, die an jeder Seite ca. 1 mm kleiner ist
als die dem Buch beigefügten Farbfilter. (Abb. 10)

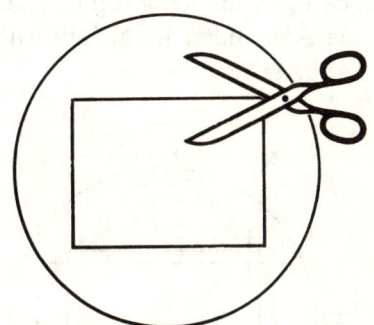

Abb. 10

Legen Sie nun auf jede Scheibe eine Filterscheibe und
kleben Sie diese gleichmäßig und kantengleich mit Klebestreifen fest. (Abb. 11)

Abb. 11

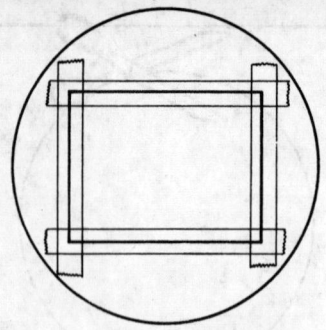

Sie haben nunmehr sechs fertige Farbfilter, die Sie sofort benutzen können.

Um den jeweils benötigten Filter an Ihrer Lampe befestigen zu können, legen Sie diesen auf eine glatte Unterlage, am besten auf einen Glas- oder Kunststofftisch, keinesfalls jedoch auf eine Papier- oder Stoffunterlage; Sie werden gleich erkennen, warum.

Schneiden Sie sich vier kurze Stückchen Klebestreifen zurecht, jedes ca. 5 cm lang, und kleben Sie diese in gleichmäßigen Abständen, je zur Hälfte überstehend, auf den Filter. (Abb. 12)

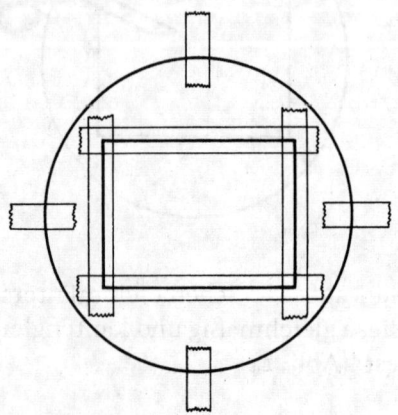

Abb. 12

Nun lösen Sie die überstehenden Tesafilmstückchen vorsichtig von der Unterlage, drehen den Filter um, so daß die Klebeseite der Streifen nach oben kommen und legen diesen genau auf die Austrittsöffnung des Lampenschirms. Sie brauchen die überstehenden Klebstreifenenden nur noch nach oben umzuklappen und an die Außenseite des Lampenschirms zu kleben – der Filter ist befestigt. (Abb. 13)

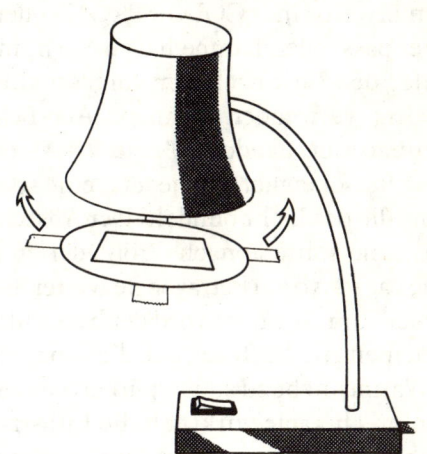

Abb. 13

Beim Auswechseln des Filters verfahren Sie ebenso. Lösen Sie einfach vorsichtig die Klebestreifen vom Lampenschirm und vom Filter. So können Sie letzteren bei flacher Lagerung immer wieder verwenden.

Zur leichteren Ablösung der Klebestreifen vom Lampenschirm ist es ratsam, vor der endgültigen Befestigung am freistehenden Ende den Klebestreifen ca. 1–2 mm umzuknicken und dieses kurze Stück mit der Klebeschicht zu verbinden. Sie haben dann immer ein klebfreies Ende, an dem Sie den Film beim Abziehen anfassen können.

Durchführung der Bestrahlung

Durch den Erwerb eines COLORTRONS oder die Umrü-
stung einer passenden Lampe haben Sie nunmehr einen
Farbstrahler, den Sie je nach dem vorgeschalteten Farbfilter vielseitig verwenden können. Als Beleuchtungs-
quelle genügt eine handelsübliche 75-W- oder 100-W-
Glühbirne. Besser eignet sich jedoch eine sockelverspie-
gelte Birne, die das Licht bündelt. Der Abstand Strahler–
Hautoberfläche sollte je nach Größe der zu bestrahlenden Fläche ca. 30–50 cm betragen. Je weiter Sie den Strahler entfernen, um so größer wird der bestrahlte Bereich.
Im allgemeinen gilt die Regel, daß die von der Lampe ausgehende Wärme nicht zu stark spürbar werden soll, denn
bei der Color-Therapie wirkt nur die Farbstrahlung. Um
die Bestrahlungszeit exakt festzulegen, können Sie einen
der handelsüblichen Kurzzeitwecker verwenden, wie er
fast in jeder Küche vorhanden ist.
Wählen Sie zur Bestrahlung einen möglichst ruhigen und
dunklen Raum. Schließen Sie die Vorhänge oder nach
Möglichkeit die Jalousien; sorgen Sie dafür, daß Sie
während der Bestrahlung nicht gestört werden. Schließen Sie die Fenster, um möglichst wenig Außengeräu-
sche mitzubekommen. Türglocke oder Telefongeläute
sind ebenso große Störfaktoren wie Radiomusik oder ins
Zimmer stürmende Familienangehörige.
Zur Color-Therapie benötigt man Ruhe. Nur in ruhigem

und entspanntem Zustand kann der Körper die Farbstrahlen optimal aufnehmen und verarbeiten.

Als Liege nehmen Sie ein flaches Bett, eine Couch oder
eine ähnliche Ruhestatt. Legen Sie sich entweder auf den
Bauch, den Rücken, oder in Seitenlage, je nachdem, welchen Körperteil Sie bestrahlen wollen. (Zur Not genügt
es auch, wenn Sie sich in einen bequemen Sessel setzen.
Dies sollte jedoch nur eine Notlösung sein.)

Entspannen Sie sich, lockern Sie alle Muskeln Ihres Körpers, atmen Sie ruhig und gleichmäßig, schließen Sie die
Augen und blicken Sie nicht direkt in die Bestrahlungsquelle. (Die Farbstrahlung wirkt auch bei geschlossenen
Augen.)

Um eine annähernd genaue Orientierung über die verschiedenen Körperbereiche zu erhalten und die zu behandelnden Teile exakt abzugrenzen, teilt man den menschlichen Körper in festgelegte Regionen ein. Dadurch kann
man ohne umständliche Erklärungen jede Körperstelle
ziemlich genau beschreiben. Dieses Schema erspart uns
auch bei den Behandlungsanweisungen langwierige Erklärungen über die Lage der zu bestrahlenden Bereiche.
(Abb. 14 u. 15)

Achten Sie jedoch bitte darauf, daß Sie vor allem bei der
Vorderansicht seitenrichtig bestrahlen, also nicht rechts
mit links verwechseln. Aus den Schaubildern (Seite
94/95) kann man dies jedoch unschwer erkennen.

Körperteile, die nicht bestrahlt werden sollen, jedoch in
unmittelbarer Nähe einer bestrahlten Zone liegen, dek-
ken Sie am besten mit einem Handtuch oder mit einer
Decke ab. Sie haben damit die Möglichkeit, nur die gewünschten Regionen den Farbstrahlen auszusetzen.

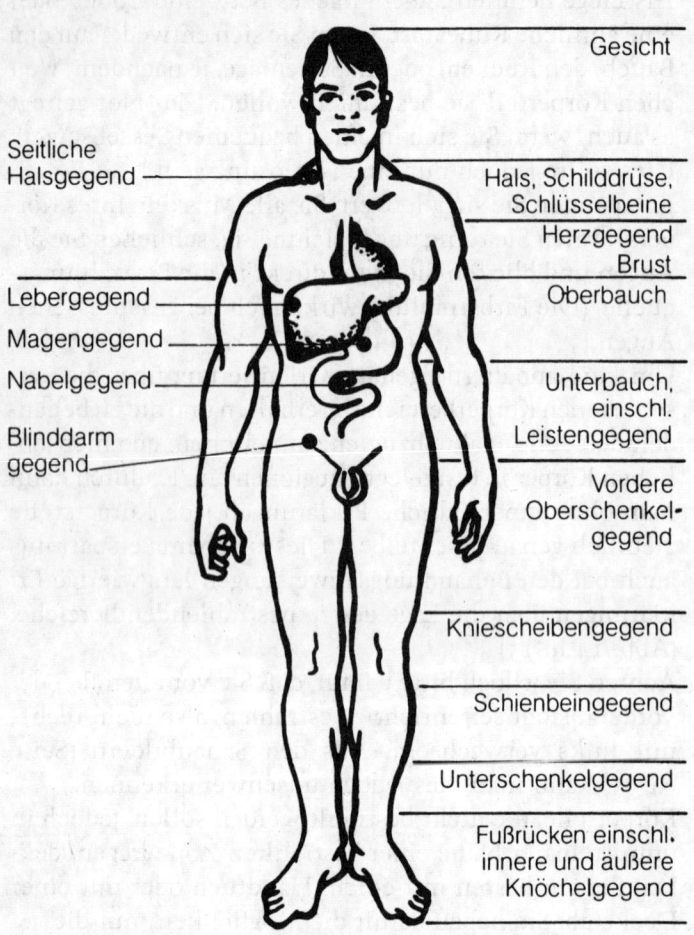

Rechts

Seitliche
Halsgegend

Lebergegend

Magengegend

Nabelgegend

Blinddarm
gegend

Links

Gesicht

Hals, Schilddrüse,
Schlüsselbeine

Herzgegend
Brust

Oberbauch

Unterbauch,
einschl.
Leistengegend

Vordere
Oberschenkel-
gegend

Kniescheibengegend

Schienbeingegend

Unterschenkelgegend

Fußrücken einschl.
innere und äußere
Knöchelgegend

Abb. 14

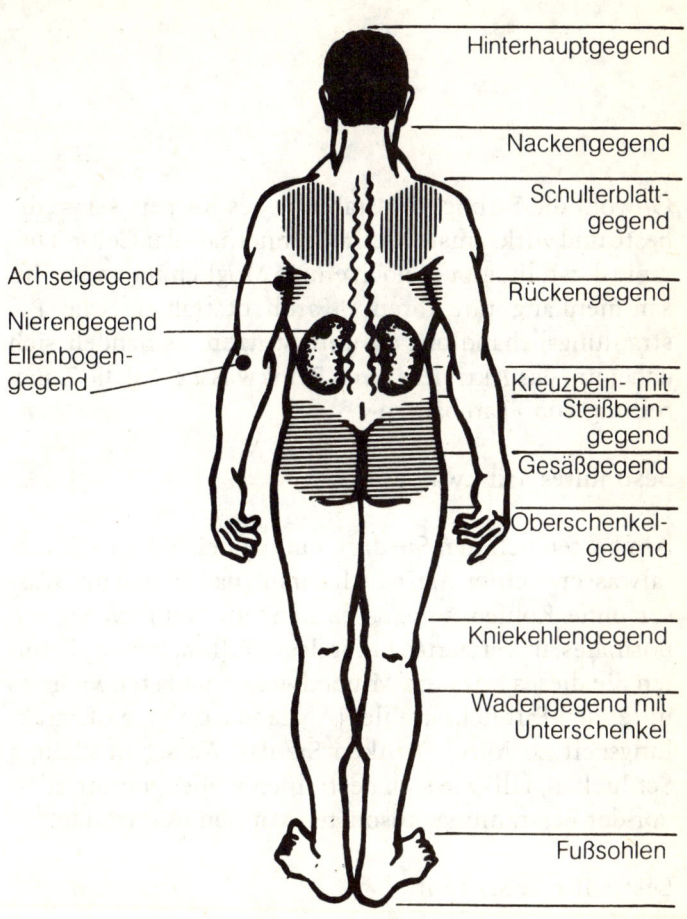

Hinterhauptgegend

Nackengegend

Schulterblatt-
gegend

Achselgegend

Rückengegend

Nierengegend

Ellenbogen-
gegend

<u>Kreuzbein- mit
Steißbein-
gegend</u>
Gesäßgegend

Oberschenkel-
gegend

Kniekehlengegend

Wadengegend mit
Unterschenkel

Fußsohlen

Abb. 15

Zusätzlicher Einsatz
der Farben

Obwohl die Farblichtbestrahlung des Körpers selbst die beste und wirksamste Methode innerhalb der Color-Therapie darstellt, gibt es noch einige Möglichkeiten im Zusammenhang mit Ihrem »Farblichtstrahler«, die Bestrahlungsbehandlung zu unterstützen. Es handelt sich dabei um das Aktivieren von Trinkwasser und die Zubereitung von »Farbbädern«.

Bestrahltes Trinkwasser

Am besten nehmen Sie dazu ein handelsübliches Mineralwasser. Achten Sie jedoch darauf, daß es sich um Wasser ohne Kohlensäurezusatz handelt. Nehmen Sie ein normales, unverziertes Likörglas o. ä. (Inhalt ca. 4 cl), füllen Sie dieses mit dem Mineralwasser und stellen Sie es unter den Farblichtstrahler (Abstand ca. 20 cm, Bestrahlungszeit 20 Min.). Trinken Sie das Wasser in kleinen Schlucken; falls Sie sich bestrahlen wollen, unmittelbar vor der Bestrahlung, ansonsten vor den Mahlzeiten.

Bestrahlte Lebensmittel

Lebensmittel, vor allem Obst und Gemüse, können Sie vor dem Verzehr zusätzlich farbaktivieren, wenn Sie diese kurz vor dem Verzehr mit ihrer Eigenfarbe bestrahlen (z. B. Tomaten = Orange, Gurken = Grün usw.). Die zum Genuß bereits fertig vorbereiteten Lebensmittel werden unmittelbar vorher aus ca. 30 cm Entfernung 10 Minuten lang bestrahlt und anschließend sofort verzehrt (frisch auf den Tisch!).

Zubereitung von Farbbädern

Stellen Sie den Strahler mit dem gewünschten Farbfilter vor die bereits gefüllte Badewanne. Abstand zur Wasseroberfläche ca. 1 m. Bestrahlen Sie das Wasser etwa 20 Minuten. Verwenden Sie nach Möglichkeit keine andersfarbigen Badezusätze, da hierdurch die Farbwirkung verändert oder aufgehoben wird.
Wählen Sie beim Füllen der Wanne die Wassertemperatur so, daß diese nach 20 Minuten Bestrahlung der gewünschten Badetemperatur entspricht. Auf keinen Fall sollten Sie die Intensität des Bades dadurch schmälern, daß Sie später kaltes oder warmes Wasser nachfüllen müssen, da die Farbwirkung hierbei »verwässert« wird. Die Badetemperatur soll, je nach Verträglichkeit, um 35 °C betragen. Das Wasser darf weder als zu warm noch als zu kalt empfunden werden. Badezeit 10 Minuten. Eine Ruhepause nach dem Bad sollten Sie sich unbedingt gönnen bzw. diese in Ihren Zeitplan einkalkulieren.
Wenn Sie erst ein Farbbad nehmen, sich anschließend bestrahlen und dann zur Ruhe begeben, erzielen Sie die bestmöglichen Behandlungsergebnisse, vor allem bei psychischen Störungen.

Vorsicht

Die allgemein gültigen Regeln für elektrische Geräte in feuchten Räumen sind auch für Ihren Farblichtstrahler zu beachten!

Schalten Sie den Strahler vor dem Baden ab bzw. ziehen Sie den Stecker aus der Steckdose. Der Strahler darf nicht mit Wasser in Berührung kommen oder auf den feuchten Boden gestellt werden. Fassen Sie den Strahler auch nie mit nassen Händen an. Die meisten Schreibtischlampen neuerer Bauart entsprechen den VDE-Vorschriften und haben einen Stecker mit Schutzleiter. In den Baderäumen selbst müssen grundsätzlich Steckdosen mit Schutzkontakt vorhanden sein. Achten Sie auch darauf, daß sich das Zuleitungskabel in einwandfreiem Zustand befindet, also nicht durchgescheuert oder brüchig ist.

Vergewissern Sie sich beim Neukauf einer Lampe, daß diese den gültigen VDE-Bestimmungen entspricht. Ziehen Sie im Zweifelsfalle immer einen Fachmann zu Rate, denn elektrischer Strom in Verbindung mit Wasser kann tödlich sein.

Farbaktivierte Medikamente

Die Color-Organ-Komplexe

Die Körperbestrahlung kann man durch die Einnahme von homöopathischen Medikamenten unterstützen, die durch Farblichtbestrahlung aktiviert wurden. Ich habe deshalb analog zu den sechs Hauptfarben sechs homöopathische Color-Organ-Komplexe (COK) entwickelt. Jedes Mittel ist aus sechs bewährten Mineralien- oder Arzneipflanzenauszügen in homöopathischer Verdünnung (Potenzierung) zusammengesetzt.

Diese sechs Color-Organ-Komplexe sind gewissermaßen Basismittel, die die wichtigsten Organe oder Organsysteme ansprechen.

Zusätzlich zu diesen Basismitteln habe ich noch sechs weitere Komplexmittel geschaffen, die eine sinnvolle Ergänzung der Color-Organ-Komplexe darstellen und vorwiegend zur Direktbeeinflussung der häufigsten Funktionsstörungen und Beschwerden eingesetzt werden.

Die Color-Organ-Komplexe werden in Tropfenform hergestellt, da erfahrungsgemäß der Großteil der Patienten Tropfen lieber nimmt als Pillen. Auch Kinder schlucken Tropfen leichter als Tabletten oder Pulver. Die Tropfen kann man mit etwas Flüssigkeit verabreichen. Normaldosis: 3mal täglich 10–20 Tropfen für Erwachsene. Kinder nehmen so viele Tropfen, wie sie Lebensjahre zählen.

Die Einnahme geschieht wie angegeben, vor oder nach

den Mahlzeiten, manchmal auch zwischen den Hauptmahlzeiten oder vor dem Schlafengehen.

Die Tropfen sollten nicht sofort geschluckt, sondern eine Zeitlang im Mund behalten werden. Man nennt diese Art der Verabreichung sublingual. Dadurch gelangen die Wirkstoffe sofort ins Blut.

Bevor Sie die Tropfen einnehmen, müssen Sie diese farbaktivieren. Dies geschieht folgendermaßen.

Füllen Sie ein weißes Likörglas etwa zur Hälfte mit Wasser und geben Sie die vorgeschriebene Anzahl von Tropfen des COK hinein, das Sie einnehmen möchten. Schütteln Sie jetzt das Glas ganz leicht, damit sich die Tropfen mit dem Wasser vermischen.

Setzen Sie den Farbfilter Ihres Bestrahlungsgerätes mit der angegebenen Farbe vor den Strahler und schalten das Gerät ein. Das Likörglas mit dem COK stellen Sie jetzt möglichst dicht an den Strahlbereich heran und bestrahlen die Flüssigkeit zehn Minuten lang.

Behalten Sie dann die farbaktivierten Tropfen, wie angegeben, kurze Zeit im Mund, bevor Sie sie schlucken.

Alle Color-Organ-Komplexe sollten erst unmittelbar vor der Einnahme farbaktiviert werden, da nach längerem Stehen die Farbaufladung nachläßt.

Die benötigten Color-Organ-Komplexe kann ihnen jede Apotheke herstellen oder beschaffen. Die Rezepturen für die zwölf COK finden Sie nachfolgend aufgelistet.

Bei welchen Krankheiten und in welcher Dosierung Sie die COK anwenden können, finden Sie im zweiten Teil des Buches unter »Krankheitsverzeichnis und Behandlungsanweisungen« erklärt.

Die Mengenangaben beziehen sich bei allen Color-Organ-Komplexen auf 50 ml.

Hier nun zunächst die sechs Basismittel:

COK 1 HERZ-KREISLAUF *(Rot aktivieren)*
Indikation: Herzmuskelschwäche, Altersherz, periphere Kreislaufstörungen, Blutdruckschwankungen.
Rezeptur (Zusammensetzung):
Aurum D 12/ Cactus D 6/ Crataegus D 2/ Iberis am. D 2/ Convallaria D 6/ Strophantus D 6 aa ad 50,0

COK 2 NIERE-BLASE *(Orange aktivieren)*
Indikation: Nieren- und Blasenerkrankungen, Reizblase, Blasenschwäche, Anregung der Nierentätigkeit und Regulation des Wasserhaushaltes.
Rezeptur (Zusammensetzung):
Solidago D 2, 15,0/ Juniperus D 4, 5,0/ Cantharis D 6, 5,0/ Pichi Pichi D 3, 10,0/ Petroselinum D 4, 10,0/ Berberis D 4, 5,0

COK 3 LEBER-GALLE-PANKREAS *(Gelb aktivieren)*
Indikation: Erkrankungen des Leber-Galle-Systems, Anregung der Bauchspeicheldrüsenfunktion und des Gallenflusses, Oberbauchsyndrom, hepatogene Obstipation, eingeschränkte Fettverbrennung.
Rezeptur (Zusammensetzung):
Lycopodium D 6, 10,0/ Carduus mar. D 4, 10,0/ Chelidonium D 6, 10,0/ Chionanthus virg. D 3, 5,0/ Taraxacum D 4, 5,0/ Quassia amara D 2, 10,0

COK 4 LUNGEN-BRONCHIEN *(Grün aktivieren)*
Indikation: Asthma bronchiale, Affektionen der Atemwege, Bronchitis.
Rezeptur (Zusammensetzung):
Bryonia D 4/ Drosera D 4/ Cuprum acet. D 6/ Grin-

delia D 4/ Hyosciamus D 6/ Kalium jodat. D 6 aa ad
50,0

COK 5 MAGEN-DARM *(Blau aktivieren)*
Indikation: Chronische und akute Entzündungen der
Magenschleimhaut, Reizmagen, Verdauungsstörungen, Subacidität, Magenbeschwerden, Völlegefühl.
Rezeptur (Zusammensetzung):
Allium sat. D 2, 12,5/ Asa foetida D 4, 10,0/ Carbo vegetabilis D 8, 5,0/ Nux moschata D 4, 12,5/ Taraxacum
D 4, 5,0/ Lycopodium D 2, 5,0

COK 6 NERVENSYSTEM *(Violett aktivieren)*
Indikation: Nervöse Störungen, Angst- und Spannungszustände, psycho-vegetative Dysregulation, Stabilisierung des Nervensystems.
Rezeptur (Zusammensetzung):
Staphisagria D 4, 10,0/ Acid phos. D 3, 10,0/ Acid pikrin. D 6, 10,0/ Arsenic, alb. D 12, 10,0/ Chininum ars.
D 6, 5,0/ Cypripedium pub. D 4, 5,0

Die sechs Ergänzungsmittel sind:

COK 7 VENEN-ARTERIEN *(Rot aktivieren)*
Indikation: Arterielle und venöse Durchblutungsstörungen, venöse Stauungen, Krampfadern, Hämorrhoiden, Venen- und Bindegewebsschwäche.
Rezeptur (Zusammensetzung):
Aesculus D 1/ Arnica D 4/ Hamamelis D 3/ Calcium
fluoratum D 12/ Millefolium D 4/ Sulfur D 12 aa ad
50,00

COK 8 FRAUENMITTEL *(Orange aktivieren)*
Indikation: Wechseljahrsbeschwerden, Hitzewallun-
gen, klimakterisch bedingte Verstimmungszustände.
Rezeptur (Zusammensetzung):
Cimicifuga D 4/ Agnus castus D 8/ Pulsatilla D 8/ San-
guinaria D 8/ Sepia D 8/ Aletris D 4 aa ad 50,00

COK 9 DRÜSEN-STOFFWECHSEL *(Gelb aktivieren)*
Indikation: Schilddrüsen-Funktionsstörungen, Anregung der Drüsentätigkeit, Aktivierung des Stoffwech-
sels.
Rezeptur (Zusammensetzung):
Thyreodinum D 4/ Fucus ves. D 2/ Graphitus D 8/ Sulfur D 12/ Calc. carb. D 8/ Magnesium sulf. D 12 aa ad
50,00

COK 10 IMMUNSYSTEM-INFEKTABWEHR *(Grün aktivieren)*
Indikation: Basismittel bei allen Erkrankungen entzündlicher und fieberhafter Natur, Erkältungskrank-
heiten jeder Art, bei katarrhalischen Infekten und zur
Vorbeugung gegen Infektionskrankheiten.
Rezeptur (Zusammensetzung):
Echinacea D 2, 20,0/ Baptisis D 2, 10,0/ Bryonia D 2,
10,0/ Lachesis D 8, 5,0/ Apis mell. D 3, 2,5/ Sulfur D
10, 2,5

COK 11 SCHMERZEN *(Blau aktivieren)*
Indikation: Krämpfe und Koliken, Kopfschmerzen,
Neuralgien, Gelenk- und Muskelschmerzen.
Rezeptur (Zusammensetzung):
Ignatia D 4/ Gelsemium D 4/ Ammi visn. D 2/ Spigelia
D 6/ Atropinum sulf. D 12/ Colocyntis D 6 aa ad 50,0

COK 12 SCHLAF UND BERUHIGUNG *(Violett aktivieren)*
Indikation: Übererregbarkeit des Nervensystems, Überforderungssydrom, allergische Hautaffektionen, Juckreiz.
Rezeptur (Zusammensetzung):
Avena sat. D 2, 10,0/ Lupulus D 2, 10,0/ Passiflora D 2, 15,0/ Melissa D 2, 5,0/ Zincum val. D 4, 5,0/ Coffea D 6, 5,0

Musik verstärkt die Farbwirkung

Die Color-Klang-Cassetten

Es ist eine allgemein bekannte Tatsache, daß Musik einen sehr starken Einfluß auf die Menschen auszuüben vermag, genau so, wie sich Stimmungen und Emotionen, beispielsweise Trauer oder Freude, sehr gut durch Musik ausdrücken lassen. Viele Filme wären ohne Musik nie Welterfolge geworden, und die meisten Opern und Operetten verdanken ihre Beliebtheit weniger dem Libretto als der Musik.

Die Musik selbst hat wiederum eine enge Beziehung zu den Farben. Viele Musikstücke nennt man auch »Tongemälde«, weil man durch Musik farbliche Vorstellungen hervorrufen kann. Umgekehrt lassen sich Farben auch in Tönen ausdrücken. Wenn man die Noten einer Ganztonleiter unserem sechsteiligen Farbenkreis zuordnet, ergibt sich folgende Kombination:

C   entspricht Violett
D   entspricht Blau
E   entspricht Grün
Fis entspricht Gelb
Gis entspricht Orange
Ais entspricht Rot

Die einzelnen Töne wiederum kann man durch die Wahl der richtigen Tondauer, Tonhöhe und Instrumentierung optimal der jeweiligen Therapiefarbe anpassen.

Die von mir entwickelten Color-Klang-Cassetten CKC* entsprechen diesen Voraussetzungen und lassen sich deshalb hervorragend mit der Color-Therapie oder medizinischen, physikalischen und kosmetischen Behandlungen kombinieren. Für jede der sechs Therapiefarben (Rot, Orange, Gelb, Grün, Blau, Violett) gibt es die dazugehörige Kassette. Der Inhalt beider Kassettenseiten ist identisch. Dadurch erspart man sich das lästige Rückspulen.

Jede Color-Klang-Cassette ist außerdem mit einem durchlaufenden Impulsrhythmus unterlegt, der als Stimulator für die Herzfrequenz fungiert und anregt (tonisiert) oder dämpft (sediert).

Bei den warmen Farben des Farbenkreises läuft der Impuls, analog der zugeordneten Farbe, mit 70 bis 90 Schlägen, bei den kalten Farben mit 60 bis 40 Schlägen pro Minute ab.

Besonders gute Ergebnisse lassen sich erzielen, wenn man die Kassetten während der Farblichtbestrahlung abspielt; auch während der Verabreichung von medizinischen Bädern, Massagen und kosmetischen Behandlungen bilden sie einen guten Background.

Es besteht ferner die Möglichkeit, die violette Kassette abends vor dem Schlafengehen als Einschlafhilfe oder die rote Kassette morgens nach dem Aufstehen als Muntermacher einzusetzen.

* Hersteller: Fa. NORIMED, Nürnberger Str. 71, 90762 Fürth

Farben und Suggestion

Die Psycho-Color-Methode

Eine große Anzahl von Krankheiten, Beschwerden und Funktionsstörungen haben ihre Ursachen im seelischen Bereich. Die moderne Medizin spricht hier von psycho-somatischen Erkrankungen. Meist sind es therapieresistente, also keiner konservativen Behandlungsmethode zugängliche, Leiden verschiedenster Art, die den Patienten quälen. Da psycho-somatische Erkrankungen durch die üblichen klinischen Untersuchungsmethoden nur schwer, meist jedoch gar nicht, diagnostiziert werden können, geraten die davon befallenen Personen oft noch in den Verdacht, Simulanten oder eingebildete Kranke zu sein.

Schuld an dieser Misere ist das Unterbewußtsein. Man kann nämlich das menschliche Gehirn mit einem Computer vergleichen: Wie in einer Datenbank werden gute und schlechte Eigenschaften, Erlebnisse und Erfahrungen, Zuneigung und Abneigung gespeichert. Diese »Daten« bestimmen dann die Handlungsweise jedes Menschen.

Das gleiche gilt für negative Verhaltensweisen wie Angst, Hemmungen, Konzentrationsschwäche, Schüchternheit, mangelndes Selbstvertrauen, Kontaktarmut oder auch schädliche Angewohnheiten, wie beispielsweise das Rauchen.

Um die Selbstheilungstendenz des Organismus zu aktivieren, körperliche und geistige Schwächen abzubauen, labile Körperfunktionen anzuregen und hemmende Gewohnheiten zu ändern, muß man die negativen Steuerungsmuster im Unterbewußtsein sozusagen »löschen« und auf positiv »umprogrammieren«.

Der Zugang zum Unterbewußtsein läßt sich jedoch nur in einem Zustand totaler Entspannung öffnen. Diese Situation, vergleichbar mit dem Befinden zwischen Wachen und Schlafen, bezeichnet man auch als Trance oder leichten hypnotischen Schlaf.

Die Kombination Colortherapie und Suggestion eignet sich hervorragend dazu, die Aufnahmefähigkeit des Unterbewußtseins zu erweitern und durch verbale Beeinflussung negative Verhaltensmuster in positive umzuwandeln.

Gleichzeitig werden auch die Heilkräfte der Farben ausgenutzt, da die Farbwellen während der Behandlung in den Organismus eindringen und dort ihre wohltuende Wirkung erzeugen.

Die Verbindung Suggestion plus Colortherapie bezeichne ich als »Psycho-Color-Therapie«. Ich habe dazu eine Anzahl Audio-Kassetten besprochen, die einen großen Teil der häufigsten Beschwerden und Befindensstörungen abdecken.

Diese Kassetten sind unter der Bezeichnung Psycho-Color-Cassetten (PCC) im Handel. Es gibt davon 15 verschiedene, die ich nachfolgend aufliste:

PCC 17 = Herzstärkung, Kreislauftraining
PCC 18 = Frisch und munter, nie mehr müde
PCC 19 = Erfolgreich und dynamisch, nie mehr schüchtern
PCC 20 = Frei von Depressionen, immer gut gelaunt

PCC 21 = Gelassenheit, Ruhe, starke Nerven
PCC 22 = Freude an der Liebe (Libidostärkung)
PCC 23 = Regelmäßig Stuhlgang, gegen Darmträgheit
PCC 24 = Raucherentwöhnung
PCC 25 = Atemstärkung, hilfreich bei Asthma und Bronchitis
PCC 26 = Erholung und Regeneration, Stärkung der Abwehrkräfte und des Immunsystems
PCC 27 = Übergewicht, übermäßige Eßlust, gezielt abnehmen
PCC 28 = Gesunder Schlaf, einschlafen–durchschlafen
PCC 29 = Keine Prüfungsangst, sicher durch Prüfungen kommen
PCC 30 = Keine Kopfschmerzen, frei von Migräne
PCC 31 = Schöne, glatte Haut

Die Psycho-Color-Cassetten (PCC)* haben eine Laufzeit von ca. 20 Minuten pro Seite. Auf jeder Kassette ist vermerkt, mit welchem Farbfilter die Bestrahlung vorgenommen werden soll.

Die Suggestionstexte wurden mit den Therapietönen unterlegt, die der jeweiligen Farbe zugeordnet sind, (s. o., Kapitel »Musik verstärkt die Farbwirkung«).
Um die sechs Therapiefarben akustisch darzustellen, wurden die sechs dazugehörigen Töne auf einer Sonderkassette unter der Bezeichnung »Klangspektrum des Farbenkreises« (PCC 35)* zusammen aufgenommen und zu einer dynamischen Klangkomposition vereinigt. Hier spürt man beim Abhören die ganze Kraft, die in den Far-

* Hersteller: Fa. NORIMED, Nürnberger Str. 71, 90762 Fürth

ben steckt. Das Klangspektrum des Farbenkreises erinnert uns an kosmische Klangwolken. Diese Kassette eignet sich auch zum Meditieren.

Weitere Psycho-Color-Cassetten sind in Vorbereitung.

Farbdefizit-Test

Falls Sie Arzt oder Heilpraktiker sind, werden Sie die Color-Therapie aufgrund der von Ihnen erstellten Diagnose
einsetzen und die Bestrahlungsfarben wählen, die dem
Krankheitsbild entsprechen. Dies gilt natürlich auch für
Personen, die eine bereits gestellte Diagnose vorliegen
haben oder wissen, an welcher Krankheit sie leiden.
Möchte man jedoch eine vorbeugende Behandlung
durchführen oder wissen, ob ein Farbdefizit vorliegt und
bei welcher Farbe der Farbmangel besteht, so läßt sich
dies mit dem von mir entwickelten Spezial-Farbtest-Filter feststellen.
Der Filter selbst (Abb. 17) besteht aus einem eloxierten,
verwindungsfreien Leichtmetallring und paßt für das
Heim-COLORTRON (Abb. 16).
In die Filterscheibe sind sechs Farbfilter mit den Therapiefarben eingearbeitet. Der spektrale Durchlaßbereich
der einzelnen Farbfilter entspricht den Originalfiltern,
wie sie in den COLORTRON-Geräten Verwendung finden. Der Testfilter wird anstelle eines der üblichen Filter
in das Heim-COLORTRON eingesetzt.
Der Test selbst sollte in einem möglichst dunklen Raum
vorgenommen werden. Sorgen Sie dafür, daß Sie während der Durchführung nicht gestört werden, denn eine
Ablenkung der Versuchsperson kann das Testergebnis
verfälschen.

Die Versuchsperson (VP) sitzt bequem in einem Sessel oder auf einem Stuhl. Das COLORTRON wird in ca. 3 Meter Abstand vor der VP plaziert und die Lampe so eingestellt, daß sie sich etwa in Augenhöhe der VP befindet. Die VP muß, ohne den Kopf zu wenden, direkt in den Testfilter blicken können.

Der Strahler ist zu Beginn des Tests nicht eingeschaltet. Die VP soll in möglichst entspannter Haltung sitzen, die Augen geschlossen halten und ruhig und gleichmäßig durchatmen.

Nach fünf Minuten schaltet man das COLORTRON ein. Die VP öffnet jetzt schnell die Augen und blickt in den Farbfilter.

Die gesuchte Defizitfarbe ist die Farbe, die der Versuchsperson auf Anhieb am intensivsten erscheint. Die VP darf den Farbenkreis nicht erst beobachten und überlegen, sondern muß sofort nach dem Öffnen der Augen spontan die ihr am auffälligsten erscheinende Farbe angeben. Das ist für das Gelingen des Testes sehr wichtig!

Da der Farbenhaushalt, genauso wie der Stoffwechsel, ständigen Schwankungen unterworfen ist, muß darauf hingewiesen werden, daß das Testergebnis nur für den Zeitpunkt gilt, zu dem der Test durchgeführt wird. Es empfiehlt sich deshalb, eine geplante Bestrahlung unmittelbar nach dem Test durchzuführen.

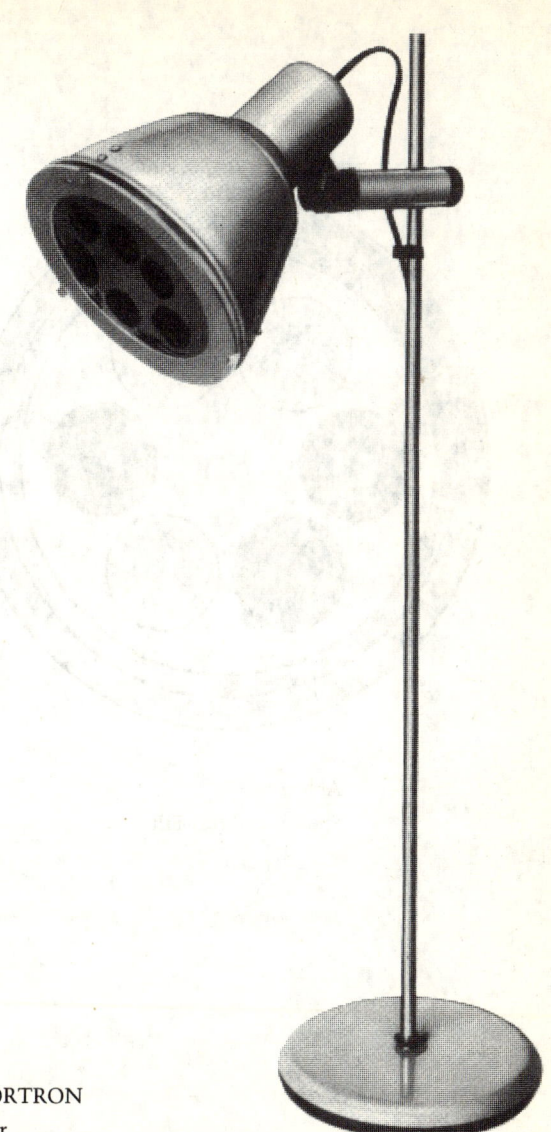

Abb. 16
Heim-COLORTRON
mit Testfilter

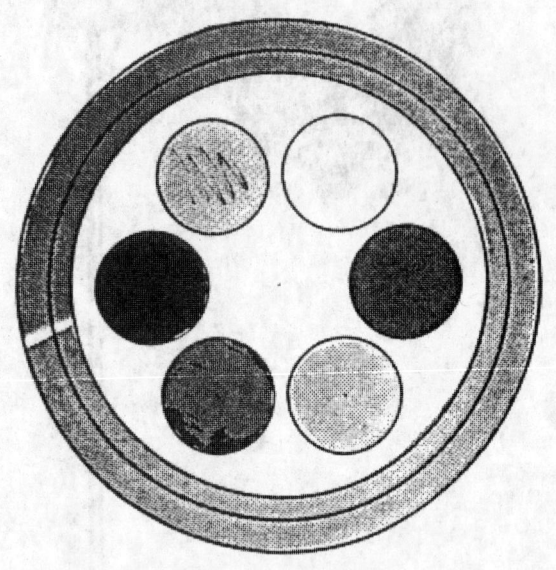

Abb. 17
Spezial-Farbtest-Filter

Krankheitsverzeichnis und Behandlungsanweisungen

Abmagerung

Das Körpergewicht des Menschen ist abhängig von Alter, Größe, Nahrungszusammensetzung und Drüsenfunktion. Man nimmt als Norm beim Mann soviel Kilogramm an, wie er über 100 cm groß ist.
Das Normalgewicht eines Mannes mit einer Körpergröße von etwa 170 cm liegt also bei 70 kg. Bei Frauen, die einen schwächeren Knochenbau haben, ist das Normalgewicht entsprechend geringer. Dieser Vergleichsmaßstab ist jedoch nur unter Vorbehalt anwendbar, denn es gibt athletische Frauen und grazile Männer, je nach Veranlagung bzw. Vererbung. Die drei charakteristischen Körpertypen nach Kretschmer sind: Leptosomer, Pykniker, Athlet. Daneben gibt es auch eine große Anzahl von Personen, die sich weder der einen noch der anderen Kategorie vollständig zuordnen lassen, die also gewissermaßen Mischtypen sind.
Das Körpergewicht des gesunden Menschen ist immer kleinen Schwankungen unterworfen, die ganz normal sind und von Ernährung und körperlicher Tätigkeit abhängen. Wenn jemand jedoch laufend an Gewicht verliert, sich noch dazu schwach und kränklich fühlt, so ist das meist bedenklich. Eine genaue Untersuchung ist dann dringend notwendig.

Ursache

Zuerst ist immer die Ursache des Gewichtsverlustes ärztlich abzuklären, denn hinter zunehmender Abmagerung können sich schwerwiegende Krankheiten mit oft lebensgefährlichen Auswirkungen verbergen.

Viele Menschen sind jedoch infolge seelischer Gründe nicht in der Lage, genügend zu essen, genügend Nahrung aufzunehmen (sie haben keinen Appetit) und magern dadurch ab. Man hat irgendwelche Sorgen persönlicher oder geschäftlicher Art, die einen belasten oder auf die Dauer den »Appetit verderben«. Die bekannteste Form ist der Liebeskummer, dem nicht nur junge Leute, sondern auch ältere Personen verfallen können. »Alter schützt vor Torheit nicht!«

Symptome

Die Abmagerung aus psychischen Gründen ist fast immer im Zusammenhang mit den belastenden Faktoren zu beobachten. Bessert sich der seelische Allgemeinzustand, steigt meistens der Appetit und deshalb auch das Körpergewicht, wenn die Organ- und Drüsenfunktionen innerhalb der Norm liegen.

Neben der Anregung des Appetits muß auch das vegetative Nervensystem stabilisiert werden.

Color-Therapie

a) Zwei Tage 3 × täglich 10 Minuten Orange und anschließend 10 Minuten Grün auf die Magengegend bestrahlen.

b) Jeden dritten Tag vor dem Schlafengehen 10 Minuten

lang Gesicht und Hals, anschließend 10 Minuten Hinterhaupt- und Nackengegend mit Blau bestrahlen.

c) Dann wieder zwei Tage lang Grün und Orange, wie unter Buchstabe a) angegeben, am dritten Tag wieder Blau, wie unter Buchstabe b) vermerkt, usw., bis sich der Allgemeinzustand gebessert hat.

Ergänzende Maßnahmen

Während der Behandlungsdauer sollte man jede Aufregung vermeiden, auch keine aufregenden Filme ansehen oder turbulente Veranstaltungen besuchen. Übermäßige körperliche Anstrengungen sind ebenso zu vermeiden wie hastiges Essen. Auf regelmäßigen Schlaf ist gleichfalls zu achten.

Color-Organ-Komplexe

COK 5: 3 × täglich 10–20 Tropfen vor dem Essen;
COK 6: 3 × täglich 10–20 Tropfen nach dem Essen.

Angina pectoris

Das Wort Angst geht auf den altdeutschen Wortstamm »ang« zurück, was soviel wie eng bedeutet. Für den medizinischen Sprachgebrauch wurde daraus das Wort Angina geprägt, das allgemein für Verengung angewendet wird. Die auch in Laienkreisen bekannten Worte Angina (für Halsentzündung) und Angina pectoris für Herzenge, Verengung der Koronararterien, sind jedoch nur ein Teil der in der Medizin unter dem Begriff »anginöse Zustände« registrierten Krankheiten. Die Angina als Halsentzündung soll hier nicht besprochen werden, da es sich hierbei meist um die Folge einer Infektion handelt. Zudem kann diese Anginaform oft auch als Begleiterscheinung einer gefährlichen Infektionskrankheit auftreten, so daß in jedem Fall der Arzt zu Rate zu ziehen ist. Der Gang zu einem autorisierten Therapeuten gilt selbstverständlich auch für die Angina pectoris, schon um abzuklären, ob es sich um eine »echte«, d. h. pathologisch bedingte Verengung der Herzkranzgefäße handelt, oder ob man es mit einer sogenannten »Pseudo-Angina-pectoris« auf nervöser Basis zu tun hat.

Ursache

Bei der Angina pectoris aufgrund organischer Ursachen sind die Koronararterien, durch die das Herz mit frischem Blut versorgt wird, verengt. Die Durchgängigkeit der Arterien ist infolge sklerotischer Prozesse, z. B. durch Ablagerungen an den Arterienwänden, so stark eingeschränkt, daß die einwandfreie Zufuhr von sauerstoffangereichertem Blut nicht mehr gewährleistet wird. Der Sauerstoffmangel bewirkt eine Verkrampfung des Herzmuskels, die der Patient dann als Schmerz, verbunden mit Angstzuständen empfindet.

Bei der »Pseudo-Angina-pectoris« werden die an sich gesunden Koronararterien infolge nervöser Fehlsteuerung der Gefäßnerven krampfartig zusammengezogen, was dieselben Erscheinungen verursacht. Da die sklerotisch bedingte Angina pectoris sehr problematisch ist und die Color-Therapie lediglich unterstützende Funktion haben kann, soll hier nur die nervöse Form der Krankheit besprochen werden. Hierbei jedoch kann die Farblichtbehandlung eine wirkungsvolle Hilfe darstellen.

Die Ursache ist bei dieser Form der Angina pectoris im seelischen Bereich zu suchen, wobei Streß, Überbelastung oder ungünstige Einflüsse im Berufs- oder Privatleben als vorwiegende Auslösefaktoren des Anfalls gelten.

Symptome

Krampfartige, zusammenziehende Schmerzen oder Stiche in der Herzgegend, die auf den linken, gelegentlich auch den rechten Arm ausstrahlen können, das Gefühl, daß einem die Brust zugeschnürt wird, dazu Angstzustände mit Vernichtungsgefühl, Atemnot und Schweißausbrüche sind die typischen Symptome des Angina-pectoris-Anfalles, der bei Nichtbehandlung als letzte Konsequenz zum Herzinfarkt führen kann. Der Anfall kann kürzer oder länger dauern und in der Stärke ver-

schieden sein. Meist stellen sich die Anfälle im Verlauf
von Aufregungen oder kurz danach spontan ein.

Color-Therapie

Zur direkten Behandlung des Anfalles oder bei den ersten
Anzeichen bestrahlt man Gesicht und Brust ca. 20 Minuten mit Blau. Dann 2 × täglich je 10 Minuten Gesicht
und Brust mit Grün, anschließend Hinterhaupt und Rükken mit derselben Farbe.

Ergänzende Maßnahmen

Besonders Nikotingenuß wirkt sich ungünstig aus,
ebenso starker Bohnenkaffee. Auch sollte man Aufregungen möglichst aus dem Wege gehen, auf regelmäßigen Schlaf achten und für viel Bewegung in frischer Luft
sorgen.

Color-Organ-Komplexe

COK 1: 3 × täglich 20 Tropfen vor dem Essen;
COK 6: 3 × täglich 30 Tropfen nach dem Essen.

Appetitlosigkeit

Unter Appetit versteht man die Lust zu Essen (im Gegensatz zu Hunger, der das Verlangen des Körpers nach Nahrungsaufnahme ausdrückt). Während viele wohlbeleibte Zeitgenossen immer Appetit haben, gibt es auch Personen, die unter Appetitmangel leiden. Wenn dies nur eine vorübergehende Erscheinung ist, weil man aus besonderem Anlaß vielleicht beim Essen und Trinken zuviel des Guten getan hat oder aufgrund besonderer Umstände keine Zeit zum Essen hatte, so ist das weiter nicht bedenklich. Falls jemand jedoch auch bei normaler Lebensführung ständig ohne Appetit bleibt, womöglich konstant an Körpergewicht verliert und unter Umständen auch noch Ekel vor Speisen, insbesondere Fleisch oder Wurst, empfindet, so können das bedrohliche Zeichen sein, die man umgehend dem Arzt mitteilen sollte. Denn es kann sich hinter diesen Symptomen eine schwerwiegende Krankheit verbergen.

Ursache

Sehr oft beruht die Appetitlosigkeit jedoch auf seelischen Störungen. Beim Erwachsenen können es berufliche Überforderung, familiäre Konflikte, Liebeskummer oder Lebensangst sein, die dafür verantwortlich sind.

Schulkinder unterliegen heutzutage dem sog. »Schul-streß«, der diese Reaktionen auslösen kann. Kleinkinder fühlen oft, daß man sie vernachlässigt oder vielleicht zu sehr »bemuttert« und reagieren darauf mit der Verweige-rung der Nahrungsaufnahme. Bei Jugendlichen kann die Pubertät eine gewisse Rolle spielen. Oft ist auch eine In-fektionskrankheit, die man gerade »ausbrütet«, die Ursa-che der Appetitlosigkeit. Bei älteren Menschen kann auch eine ungenügende Produktion von Verdauungssäf-ten dafür verantwortlich sein.

Symptome

Wenn man keinen »Hunger« hat, obwohl der Magen knurrt, wenn selbst Lieblingsspeisen unberührt bleiben, wenn Kleinkinder ostentativ den Teller zurückschieben, Schulkinder das Pausenbrot wegwerfen und Erwachsene nach dem ersten Bissen erklären, sie seien »satt«, dann sind dies Zeichen von Appetitlosigkeit.

Color-Therapie

Wenn feststeht, daß es sich um Appetitmangel aufgrund psychischer Störungen handelt, so muß als erstes das Ve-getativum ruhiggestellt werden. Dies geschieht durch Ganzkörperbestrahlung, Körpervorderseite mit Grün, möglichst morgens nach dem Aufstehen und abends vor dem Schlafengehen 10 Minuten.
Nach 3 Tagen wechselt man die Bestrahlung auf Orange, im gleichen Rhythmus und für die gleiche Zeitdauer. Vom 6. Tage an wechselt man täglich die Farbe, einen Tag Grün, am anderen Tag Orange usw.

Color-Organ-Komplexe

COK 3: 3 × täglich 20 Tropfen vor dem Essen;
COK 6: 3 × täglich 20 Tropfen nach dem Essen;
COK 5: 2 × täglich 10 Tropfen zwischen den Mahlzeiten
(etwa vormittags um 11.00 Uhr und nachmittags
um 15.00 Uhr).

Arthrosis

Arthrosis deformans

Unter Arthrose versteht man eine degenerative Gelenk-
erkrankung, also gewissermaßen eine Rückbildungs-
oder Abnutzungserscheinung. Die häufigste Form ist die
Arthrose der Kniegelenke; sie kann sowohl in einem als
auch in beiden Knien auftreten. Es spielen sich hier innerhalb der Gelenkkapseln sehr komplexe Vorgänge ab,
über deren pathologische Zusammenhänge sich die Wissenschaftler noch nicht ganz einig sind.

Ursache

Der Mangel an Gelenkflüssigkeit (Synovia) kann ebenso
eine Arthrose bewirken wie eine Abnutzung des Knor-
pels selbst. Meist gehen beide Ursachen Hand in Hand.
Aus einer früher durchgemachten akuten Gelenkent-
zündung (Arthritis acuta) infolge Verletzung, Infektionskrankheiten, Gelenkrheumatismus, Hormonstörungen
usw. kann sich durch chronischen Verlauf ebenso eine
Arthrose entwickeln, wie durch dauernde Überbeanspruchung oder allgemeinen Abbau des Körpers im Zuge
des Alterungsprozesses.
Besonders übergewichtige Personen leiden häufiger an
Arthrose der Kniegelenke als normal- oder leichtgewich-
tige Menschen.

Symptome

Bei der Arthrose der Kniegelenke hat der Kranke starke Schmerzen beim Gehen und Stehen, während er in Ruhe beim Sitzen und Liegen keine (oder nur geringfügige) Schmerzen verspürt. Typisch ist der sog. »Anlaufschmerz«. Nach Verlassen der Ruhestellung, bei nachfolgendem Gehen oder Stehen, spürt der Kranke sofort intensiv den Schmerz, der erst nach einiger Zeit nachläßt und bei erneutem Ruhezustand langsam abklingt. Auch das leise »Knirschen« der Gelenke bei Bewegung ohne Belastung ist ein typisches Symptom der Arthrose.

Color-Therapie

1. Erster Tag: 3 × täglich 20 Minuten Bestrahlung der erkrankten Gelenke von allen Seiten mit Blau. Am besten dreht man sich während der Bestrahlung langsam, so daß die Farblichtstrahlen alle Bereiche des Gelenkes erfassen können.
2. Zweiter Tag: 3 × täglich 20 Minuten wie unter Ziffer 1 angegeben mit Rot.
3. Dritter Tag: wieder, wie unter Ziffer 1 angegeben, mit Blau usw.

Zusätzliche Maßnahmen

Falls Übergewicht besteht, sollte dies auf alle Fälle vorrangig behandelt werden, wie unter dem Abschnitt Fettleibigkeit angegeben. Man kann beide Behandlungen ohne weiteres miteinander kombinieren, indem man eine Woche lang die Fettleibigkeit und die andere Woche die Arthrose nach den angegebenen Bestrahlungs-anweisungen behandelt.

Color-Organ-Komplexe

COK 11: 3 × 20 Tropfen täglich vor dem Essen.

Asthma

Unter Asthma versteht man plötzlich und unerwartet auftretende Anfälle von Atemnot. Man unterscheidet zwei Hauptformen: das Bronchial-Asthma (Asthma bronchiale) und das Herz-Asthma (Asthma cardiale). Neben diesen beiden Formen gibt es noch verschiedene Unterarten, bei denen der Anfall durch die Erkrankung anderer Organe ausgelöst wird, z. B. Leber, Nieren, bei Diabetes, bei Gicht oder Cerebralsklerose u. a. Da Asthma-Anfälle auch im Gefolge lebensbedrohlicher Krankheiten auftreten können, ist in jedem Fall der Arzt zu konsultieren und von jeder Selbstbehandlung ohne genaue Kenntnis der Ursache dringend abzuraten.

Ursache

Das Bronchial-Asthma wird herbeigeführt durch krampfartiges Zusammenziehen der feinen Bronchialäste mit Schwellung der Schleimhaut und Absonderung eines geringen, aber zähen Schleims. Über die Entstehungsursache ist sich die Wissenschaft noch nicht ganz einig. Es können erbliche Faktoren eine Rolle spielen: Kinder asthmatischer Eltern erkranken oft in gleicher Weise. Auch die Überempfindlichkeit mancher Personen gegenüber spezifischen Reizstoffen wie Staub, Blütenpollen, Bettfedern, Tierhaaren, bestimmten Gasen oder Gerüchen, Medikamenten u. ä. kann einen Anfall auslösen, ebenso wie die Aufnahme gewisser Nahrungs- mittel oder Klimawechsel. Die dritte Möglichkeit be- steht in einer abnormen Erregbarkeit des Nervus vagus; es handelt sich also um eine sog. Nervenreizung. Man könnte diese Art auch »nervöses Asthma« nennen.

Das Herz-Asthma kommt vor bei Herzkranken, die Ur- sache liegt meist in der mangelhaften Funktion der lin- ken Herzkammer, verbunden mit einer Lungenstauung. Aber auch bei der Verengung der Herzkranzgefäße, also bei der cardial bedingten Angina pectoris, kann es zu An- fällen von Atemnot kommen.

Symptome

Beim Bronchial-Asthma tritt der Anfall meist plötzlich auf, sozusagen »aus heiterem Himmel«, oft auch im An- schluß an eine starke Gemütserregung. Häufig werden die Kranken nachts im Schlaf von dem Anfall überrascht, der sich durch hochgradige Atemnot und Beklemmungs- gefühle äußert; der Kranke richtet sich auf oder öffnet das Fenster, um Luft zu schöpfen. Die Atemzüge steigern sich meist auf das doppelte bis dreifache (40–60 pro Mi- nute).

Charakteristisch ist das deutlich hörbare, zischende Ge- räusch bei der Einatmung, während die Ausatmung keu- chend und schwer unter starker Anspannung der Bauch- muskulatur vor sich geht. Anfälle von längerer Dauer werden von häufigen Hustenstößen begleitet, die nur ei- nen spärlichen und zähen Schleim zutage fördern.

Das Herz-Asthma entwickelt sich oft über Jahre hinweg. Am Anfang hat der Kranke nur das Gefühl der Brustenge, die sich bei körperlicher Anstrengung und bei seelischer

Erregung steigert und mit Herzklopfen verbunden ist. Erst im fortgeschrittenen Stadium tritt ebenfalls starke Atemnot auf, doch fehlt das zischende Geräusch bei der Einatmung und die erschwerte Ausatmung. Hinzu kommen Beschwerden, die beim Asthma bronchiale fehlen, nämlich Schmerzen in der Herzgegend und unter dem Brustbein mit Ausstrahlung in die Arme. Dazu kommt das Gefühl der Todesangst. Der Puls ist beschleunigt und unregelmäßig.

Color-Therapie

1. Bei Asthma bronchiale

a) Sechs Tage lang 3 × täglich 10 Minuten Violett auf die Brust, anschließend 10 Minuten Violett auf die Schulterblattgegend.
b) Am siebten Tag 3 × täglich 20 Minuten Ganzkörperbestrahlung der Körpervorderseite mit Grün.
c) Wiederum sechs Tage Violett wie unter Buchstabe a) beschrieben, dann wieder 1 Tag mit Grün usw. bis zur Besserung.

Ergänzende Maßnahmen

Wenn der Kranke die Ursache seines Bronchial-Asthmas kennt, wird er sowieso vermeiden, mit den auslösenden Faktoren (Allergene) konfrontiert zu werden. Beim klimabedingten Asthma hilft oft als letzte Konsequenz nur ein Wohnortwechsel in optimale Klimaverhältnisse.

Color-Organ-Komplexe

COK 4: 3 × täglich 20 Tropfen vor dem Essen;
COK 12: 3 × täglich 20 Tropfen nach dem Essen.

2. Bei Asthma cardiale

a) Sechs Tage lang 3 × täglich 20 Minuten Rot auf die Herzgegend.
b) Am siebten Tag 3 × täglich Ganzkörperbestrahlung der Körpervorderseite mit Grün.
c) Dann wieder sechs Tage wie unter Buchstabe a) beschrieben usw.

Ergänzende Maßnahmen

Beim Herz-Asthma kann in keinem Fall auf eine ärztliche Behandlung verzichtet werden. Hier hat die Color-Therapie nur unterstützende Funktion.

Color-Organ-Komplexe

COK 1: 3 × täglich 20 Tropfen vor dem Essen;
COK 4: 3 × täglich 20 Tropfen nach dem Essen.

Bandscheibensyndrom

Der Begriff Bandscheibe hat sich im allgemeinen Sprachgebrauch eingebürgert. Man versteht darunter die knorpelige Verbindung zwischen zwei Wirbelkörpern der Wirbelsäule. Diese zwischen die Wirbelkörper eingelagerten, faserigen Knorpelringe erfüllen eine wichtige Funktion: ohne sie wäre die Elastizität der Wirbelsäule in ihrer wichtigen Stütz- und Bewegungsfunktion stark eingeschränkt, wir würden jeden Schritt, jede Bewegung als unangenehm und schmerzhaft empfinden.

Ursache

Durch die ständige enorme Belastung der Wirbelsäule werden die Bandscheiben (Zwischenwirbelringe) ständig stark beansprucht und deshalb leicht einem vorzeitigen Verschleiß unterworfen. Häufig entwickelt sich daraus ein sog. Bandscheiben-Vorfall (Prolaps). Je nach Größe des ausgetretenen Gewebes kommt es zu Druck auf das Rückenmark oder die austretenden Nervenwurzeln, was naturgemäß starke Schmerzen, oft auch Bewegungsunfähigkeit, Muskelschwund, Hinken oder sonstige Ausfallerscheinungen zur Folge haben kann. Wo und in welchen Teilen der Wirbelsäule das Übel sitzt, kann nur der Facharzt aufgrund eingehender Untersuchungen feststellen.

Symptome

Schmerzen im Bereich der Wirbelsäule, in Armen und Beinen, in Schultergegend, in Nacken und Kopf, Müdigkeit, die »im Kreuz sitzt«, können ebenso Bandscheibenschäden als Ursache haben, wie Schmerzen in der Brust- oder Herzgegend. (Es muß nicht immer das Herz sein, wenn man dort Schmerzen verspürt.) Deswegen ist eine Selbstdiagnose unmöglich, es muß sogar davor ausdrücklich gewarnt werden.

Color-Therapie

Die Color-Therapie hat hier nur unterstützende Funktion, kann jedoch als Zusatzbehandlung sehr wirkungsvoll eingesetzt werden.
Als Basistherapie 4 Wochen lang 3 × täglich 20 Minuten Blau von der Nackengegend bis zur Gesäßgegend. Danach 3 Tage lang die gleichen Körperregionen mit Orange, anschließend wieder 4 Wochen lang Blau usw.

Zusätzliche Maßnahmen:

Chiropraktik, Neuraltherapie sowie Injektionen an die seitlichen Wirbelfortsätze mit Symphytum-Präparaten, wie sie vorwiegend von dafür ausgebildeten Ärzten oder Heilpraktikern durchgeführt werden, bringen meist wertvolle Hilfe.

Color-Organ-Komplexe

COK 11: 3 × täglich vor dem Essen 10 Tropfen;
COK 10: 3 × täglich nach dem Essen 10 Tropfen.

Bauchspeicheldrüse

Funktionsanregung

Die Bauchspeicheldrüse (Pankreas) ist ein sehr wichtiges Organ mit doppelter Funktion:

1. Von ihr werden wichtige Verdauungssäfte (Enzyme) produziert, die in den Zwölffingerdarm (Duodenum) abgegeben werden und wesentlich an der Aufspaltung der Nahrung in die Grundbestandteile Eiweiß, Fette und Kohlehydrate beteiligt sind.

2. Hier erfolgt die Herstellung wichtiger Hormone, die an das Blut abgegeben werden, vor allem des lebenswichtigen Insulins, das für den Blutzuckerspiegel verantwortlich ist.

Es dürfte deshalb verständlich sei, daß jede Erkrankung dieses Organs lebensbedrohlich werden kann.

Ursache

Die Absonderung der Verdauungssäfte wird durch das vegetative Nervensystem gesteuert, d. h. der Mensch kann darauf bewußt bzw. willentlich keinen Einfluß nehmen. Fehlfunktionen können also sowohl durch falsche nervöse Steuerung als auch durch Störungen im Dünndarmbereich ausgelöst werden. Die akute Bauchspeicheldrüsenentzündung (Pankreatitis) soll hier nicht abgehandelt werden, da diese schwere Erkrankung unbedingt klinisch behandelt werden muß.

Symptome

Funktionsstörungen des Pankreas bemerkt man meist zuerst an der Schwerverdaulichkeit gewisser Speisen, der Art des abgesetzten Stuhles (fetthaltig mit unverdauten Muskelfasern) sowie an dem unangenehmen Geruch desselben. Auch übermäßig starke Blähungen können auf eine Funktionsstörung der Bauchspeicheldrüse hinweisen. Die akute Pankreatitis äußert sich mit starken Leibschmerzen, Übelkeit, Erbrechen und Kreislaufschock.

Color-Therapie

Die Farblichtbestrahlung hat bei der Behandlung der Bauchspeicheldrüse hauptsächlich vorbeugenden Charakter. Orange ein- bis zweimal täglich je 10 Minuten auf Oberbauch- und Rückengegend.

Zusätzliche Maßnahmen

Die Speisen sollen stets gut gekaut und eingespeichelt werden. Schwerverdauliche und blähende Nahrung sollte vermieden werden. Auch von Alkoholgenuß ist abzuraten.

Color-Organ-Komplexe

COK 3: 3 × 20 Tropfen vor dem Essen;
COK 5: 3 × 10 Tropfen nach dem Essen;
COK 6: je 20 Tropfen vormittags (etwa 11.00 Uhr) und nachmittags (etwa 15.00 Uhr).

Blähungen

Flatulenz, Meteorismus

Die eingenommenen Speisen und Flüssigkeiten unterliegen im Körper einem Spaltungsprozeß: bevor der Organismus die angebotene Nahrung, unabhängig von ihrer Konsistenz, verwerten kann, muß diese mehr oder weniger in ihre molekularen Grundbestandteile zerlegt werden, je nach Art und Zusammensetzung der festen oder flüssigen Nahrung. Die Aufspaltung geschieht durch Verdauungssäfte (sog. Fermente oder Enzyme, die dem durch den Kauvorgang erzeugten Speisenbrei auf den verschiedenen Passagewegen im Körper (Mund, Magen, Zwölffingerdarm, Dünndarm etc.) zugesetzt werden.

Ursache

Abgesehen von ungenügender Zerkleinerung der Nahrung im Mund (schlechtes Gebiß, Zahnersatz) oder zu hastiger Nahrungsaufnahme (Luftschlucken) können neben organischen Krankheiten der Verdauungsorgane (Magen, Leber, Bauchspeicheldrüse, Dünn- oder Dickdarm) auch Funktionsschwächen dieser Organe, oft bedingt durch falsche nervöse Steuerung, dafür verantwortlich sein, daß in den einzelnen Bereichen zu wenig oder zu schwache Verdauungssäfte gebildet werden. Stark blähende Speisen (Kohl, Hülsenfrüchte u. ä.), in größeren Mengen genossen, können ebenfalls das Potential der vorhandenen Enzyme überfordern. Mit zunehmendem Alter wird die natürliche Säfteproduktion aufgrund schwächerer Leistung der Drüsen zusätzlich eingeschränkt. Diagnosestellung ist deshalb unbedingt notwendig.

Symptome

Die Erscheinungen sind weitgehend bekannt; häufigeres Aufstoßen oder unangenehme Luftansammlung in den Gedärmen, die oft Leibschmerzen verursacht und schlecht abgeht. Dies kann soweit führen, daß der Leib aufgetrieben wird und die gestauten Darmgase Schmerzen verursachen (Meteorismus).

Color-Therapie

Symptomatisch wirkt hier Orange, möglichst 3 × täglich ca. 10 Minuten auf Ober- und Unterbauch. Ansonsten muß das Grundleiden behandelt und evtl. durch Colorbestrahlung beeinflußt werden.

Color-Organ-Komplexe

COK 3: 3 × täglich 20 Tropfen vor dem Essen;
COK 1: vormittags und nachmittags je 10 Tropfen.

Bluthochdruck

Hypertonie

Der Blutdruck des Menschen ist ein sog. Betriebsdruck und deshalb individuell verschieden. Man unterscheidet den systolischen (oberer Wert) und den diastolischen Blutdruck (unterer Wert). Während der Systole wird der Herzmuskel zusammengezogen und treibt das Blut durch den Körper. In der Diastole erschlafft das Herz und füllt sich mit frischem Blut. Den zu dieser Zeit der Herzperiode noch herrschenden Druck bezeichnet man als diastolischen Druck. Die Elastizität und Durchgängigkeit der Blutgefäße sowie die Pumpleistung des Herzens spielen dabei eine wichtige Rolle. Nach dem Italiener Riva-Rocci, der erstmals ein gebrauchsfähiges, einfach zu handhabendes Blutdruckmeßgerät erfand, nennt man den Blutdruckwert auch abgekürzt »RR«.

Ursache

Neben verschiedenen organischen Krankheiten (Herz-, Gefäß-, Nierenkrankheiten) gibt es auch den sog. essentiellen Hochdruck, d. h. der Blutdruck steigt ohne erkennbare Ursache. Auch Ärger und Erregung können einen Blutdruckanstieg bewirken. Die exakte Ursache kann nur ein autorisierter Therapeut feststellen. Deshalb ist das Grundleiden immer vorrangig zu behandeln.

Symptome

Hochroter Kopf, auf der Stirn hervortretende Adern, meist auch Kurzatmigkeit sind die äußeren Merkmale der an Bluthochdruck erkrankten Personen, der sog. »Hypertoniker«. Dazu können noch Kopfschmerzen auftreten. Eine Messung der RR-Werte gibt hier schnelle Auskunft. Nach der Formel Alter (Anzahl der Lebensjahre) plus 100 hat man einen annähernden Wert für die obere Blutdruckgrenze (z. B. Alter 50 Jahre + 100 = Mittelwert 150). Wird dieser Mittelwert längere Zeit um mehr als 20 Punkte überschritten, so kann man bereits von einer Hypertonie sprechen.
Die Beachtung des unteren Blutdruckwertes ist für den Therapeuten jedoch ebenso wichtig, da man daraus Schlußfolgerungen bezüglich der Erkrankung anderer Organe, z. B. der Nieren, ziehen kann.

Color-Therapie

Ganzkörperbestrahlung mit Blau 2 × täglich 5 Minuten Körpervorderseite, anschließend 5 Minuten Körperrückseite. Danach je 5 Minuten die rechte und linke seitliche Halsgegend bestrahlen.

Zusätzliche Maßnahmen

Welche Verhaltensregeln zur ursächlichen Behandlung notwendig sind, richtet sich nach der Diagnose. Auf alle Fälle sollte man jedoch Nikotin und Alkohol meiden. Bei Nierenbeteiligung ist auch salzarme Kost zu empfehlen. Dies entscheidet aber immer der Therapeut.

Color-Organ-Komplexe

Bei essentiellem Hochdruck:

COK 6: 3 × 10 Tropfen vor dem Essen;
COK 1: 3 × 10 Tropfen nach dem Essen.

Bei Beteiligung der Nieren zusätzlich:

COK 2: je 20 Tropfen vormittags und nachmittags.

Blutniederdruck

Kreislaufschwäche, Hypotonie

Man spricht heute häufig von der Hypertonie, dem Bluthochdruck. Ebenso häufig, wenngleich auch weniger bekannt, ist der zu niedrige Blutdruck, die Hypotonie. Der
niedere Blutdruck kann im Vergleich zur Hypertonie in
gerigerem Ausmaß zu Organschädigungen führen.
Trotzdem bleibt er jedoch eine unangenehme Erscheinung, die sich oft sehr störend auf das Allgemeinbefinden
auswirken kann. Unter niederem Blutdruck können
Menschen jeden Alters und Geschlechts leiden. Auch
Personen jeglichen Konstitutionstyps werden davon befallen, d. h. sowohl Schlanke als auch Korpulente. Im
medizinischen Fachjargon nennt man diese Personen-
gruppe »Hypotoniker«.

Ursache

Ein Absacken des Blutdruckes kann durch Blutverlust
infolge von Verletzungen, durch krankheitsbedingte innere Blutungen (z. B. Magenblutungen bei aufgebroche-
nen Geschwüren), durch Herzschwäche, Herzinfarkt,
durch Erkrankung von Gehirnregionen oder hormoner-
zeugender Drüsen (Hypophyse oder Nebenniere) oder
aber auch durch Unfallschock (Kollaps) ausgelöst werden. Bei fieberhaften Erkrankungen, in der Schwangerschaft, nach schweren Krankheiten infolge längerer Bett-

lägerigkeit kann ebenso Hypotonie auftreten wie bei schwerwiegenden Erkrankungen des zentralen Nervensystems.

Sehr häufig findet man den Blutniederdruck jedoch auch bei organisch völlig gesunden Personen. Hier handelt es sich meist um eine Erschlaffung der Gefäßnerven, deren Ursache in einer Labilität des Gefäßsystems oder in seelischen Störungen, die eine Erweiterung der Arterien auslösen, zu suchen ist. Wenn der obere Blutdruckwert unter 100 mm/hg absinkt, so spricht man von Hypotonie. Die genaue Diagnose ist also auf alle Fälle wichtig und kann nur durch den Fachmann gestellt werden. Es soll deshalb nachfolgend nur der nervöse oder konstitutionell bedingte Blutniederdruck besprochen werden.

Symptome

Bei kreislauflabilen Personen zeigen sich morgens, unmittelbar nach dem Aufstehen, Schwindelgefühle, oft verbunden mit Müdigkeit, Unlust, manchmal Brechreiz oder Übelkeit. Man hat auch sog. »Anlaufschwierigkeiten«, d. h. es dauert eine gewisse Zeit, bis der Körper annähernd seine gewohnte Leistungsfähigkeit erreicht. Diese Symptome treten oft auch nach dem Essen auf (Verdauungsmüdigkeit). Besonders kreislauflabile Menschen sind davon betroffen.

Color-Therapie

Falls keine organische Ursache vorliegt, hilft am besten Ganzkörperbestrahlung mit Rot. Morgens und mittags je 10 Minuten Körpervorderseite.

Ergänzende Maßnahmen

Viel Bewegung in frischer Luft, leichte, vitaminreiche Kost, luftige Kleidung und geregelte Tätigkeit wirken sehr unterstützend.

Color-Organ-Komplexe

COK 1: täglich 3 × 10 Tropfen vor dem Essen;
COK 7: täglich 3 × 10 Tropfen nach dem Essen.

Bronchitis

Husten

Die Bronchien sind die Hauptäste der Luftröhre. Wenn sich die Schleimhaut dieser feinen Äste entzündet, spricht man von einer Bronchitis oder einem Bronchial-katarrh. Die Bronchien haben die Aufgabe, die Lunge vor schädlichen Einflüssen zu schützen; grobe Verunreini-gungen der Atemluft werden also bereits in den Bron-chien abgefangen und nach Möglichkeit durch den Hu-steneffekt wieder nach außen befördert.

Ursache

Eine Entzündung oder zumindest Reizung der Bronchien erfolgt vorwiegend durch das Einatmen schädlicher Stoffe, in unserer Zeit hauptsächlich durch Umweltgifte, ungesunde Dämpfe am Arbeitsplatz, aber auch durch das selbstgewollte Tabakrauchen. Natürlich können auch Infektionen eine Bronchitis auslösen, die dann bei einfa-chen Erscheinungen mit grippalen Infekten, in weniger leichten Fällen aber mit schweren Infektionskrankhei-ten (Masern, Virusgrippe, Keuchhusten, Typhus u. a.) verbunden sein können. Bei länger dauernder Bronchitis oder unvermindertem Husten sollte man immer die Möglichkeit eines Bronchial-Karzinoms (Luftröhren-krebs) ins Auge fassen. Der Gang zum Arzt ist also in je-dem Falle unbedingt nötig.

Symptome

Husten, am Anfang selten und meistens morgens, wird immer häufiger und zuletzt chronisch. Der Auswurf, zuerst zäh und glasig, wird zunehmend schleimig und eitrig. Dazu treten beim Atmen Geräusche wie Rasseln, Pfeifen, Schnurren u. ä. auf. Auch ohne Schleimabsonderung kann sich eine chronische Bronchitis entwickeln. Die Anwendung der Color-Therapie sollte erst nach Absprache mit dem Arzt und erfolgter gründlicher Untersuchung geschehen.

Color-Therapie

1. Erster Tag: 3 × täglich 10 Minuten Hals und Brust mit Gelb, anschließend 10 Minuten Schulterblattgegend mit derselben Farbe.
2. Zweiter Tag: die gleiche Behandlung, jedoch mit Grün.
3. Dritter Tag: wieder das gleiche, jedoch mit Gelb.
4. Vierter Tag: wieder gleiche Bestrahlungsfolge mit Grün usw.

Zusätzliche Maßnahmen

Möglichst viel Aufenthalt in frischer Luft ist empfehlenswert, Rauch und der Aufenthalt in rauchigen oder schlecht belüfteten Räumen sind gleichfalls so gut es geht zu vermeiden, ebenso übermäßiger Alkoholgenuß (Rückkopplungseffekt!).

Color-Organ-Komplexe

COK 4: 3 × täglich 20 Tropfen vor dem Essen;

COK 10: 3 × täglich 30 Tropfen vormittags und nachmittags;

COK 1: zur Herzstärkung 1 × täglich morgens nach dem Frühstück 20 Tropfen.

Depressionen

Unter Depression im psychiatrischen Sinn versteht man Niedergeschlagenheit, traurige Verstimmung. Man unterscheidet zwei Formen: die endogene Depression (d. h. von innen heraus entstehend) und die exogene Depression, die durch äußere Umstände hervorgerufen wird. Immer mehr Menschen unserer Gesellschaft werden von Schwermut und Niedergeschlagenheit befallen. Man schätzt, daß etwa 30% aller Krankheiten depressiven Ursprungs sind. Die Vereinsamung und Isolation, der viele Menschen innerhalb unserer materiell ausgerichteten Konsumgesellschaft unterworfen sind, die Kontaktarmut oder -unfähigkeit, mit der der einzelne oft selbst in der Masse konfrontiert wird, ist geradezu ideal, um das depressive Syndrom zu fördern. Die Selbstmordversuche, vorwiegend unter der Bevölkerung der Industrienationen, sprechen Bände und zeigen auf, zu welchen Handlungsweisen Depressionen Menschen treiben können.

Ursache

Die endogene Depression beruht auf Vererbung. Da hier die Color-Therapie wenig ausrichten kann, wollen wir uns damit nicht aufhalten.
Der exogenen Depression, also der durch äußere Um-

stände entstehenden oder selbst erworbenen, liegen Veränderungen im Gehirnstoffwechsel zugrunde, wie neueste wissenschaftliche Untersuchungen ergaben. Man könnte also von einer Gehirnstoffwechselstörung sprechen (im klinischen Sinne). Allerdings sollte man nicht übersehen, den Menschen als eine Einheit zu betrachten, so daß diese Erkenntnisse nur analytische bzw. meßbare Bedeutung haben.

Symptome

Die Erscheinung können sehr vielfältig sein, deshalb spricht man auch vom depressiven Syndrom. Unter Syndrom versteht man mehrere, zu gleicher Zeit auftretende Krankheitsbilder oder -zeichen. Gerade die Depression versteckt sich häufig hinter anderen Krankheitserscheinungen (z. B. Verstopfung oder Durchfall, Kopfschmerzen, Magenbeschwerden, Schlaflosigkeit, Schuldgefühlen usw.), weshalb man den Ausdruck larvierte, d. h. »versteckte Depressionen« geprägt hat.
Fast jeder Mensch fühlt sich manchmal niedergeschlagen, mutlos und verstimmt. Im Normalfalle gehen diese Zustände jedoch schnell wieder vorbei. Bei länger dauernden Erscheinungen dieser Art sollte man für eine exakte Diagnosestellung Sorge tragen.

Color-Therapie

Vorwiegend muß die Aufhellung des Gemütes betrieben werden.
3 × täglich 10 Minuten Orange auf Gesicht und Halsgegend. Anschließend 10 Minuten Hinterhauptgegend und Nacken mit derselben Farbe.

Nach 14 Tagen Ganzbestrahlung der Körpervorderseite mit Grün, 3 × täglich 20 Minuten.

Dann wieder 14 Tage lang Orange wie oben angegeben, danach wird erneut ein Tag Ganzkörperbestrahlung mit Grün, wie vorstehend erklärt, eingeschaltet.

Zusätzliche Maßnahmen

Man sollte keinesfalls den Kontakt mit Menschen vermeiden, sondern versuchen, sich soviel wie möglich abzulenken. Allerdings muß man zwischen Ablenkung und Aufregung unterscheiden. Zuviel Anteilnahme an traurigen oder tragischen Ereignissen ist bei Depressionen nicht anzuraten, zumal hierdurch der allgemeine Stimmungszustand ungünstig beeinflußt wird.

Color-Organ-Komplexe

Bei Männern:

COK 6: 3 × 20 Tropfen vor dem Essen;
COK 1: 3 × 10 Tropfen nach dem Essen.

Bei Frauen:

COK 6: 3 × 20 Tropfen vor dem Essen.

Durchblutungsstörungen
der Arme und Beine

Das Blut hat die lebenswichtige Aufgabe, alle Organe und Gewebe des Körpers mit Sauerstoff und Nährstoffen zu versorgen und die angefallenen Stoffwechselprodukte und -schlacken abzutransportieren. Die Zuführung des Blutes geschieht durch die Arterien, die sich in immer kleiner und verzweigter werdende Blutgefäße aufspalten (sog. Kapillare). Man nennt dies das arterielle System. Am Ende dieses Systems entnehmen die jeweiligen Zellen dem Blut den Sauerstoff und die Nährstoffe und geben Kohlensäure und sonstige Abfallprodukte ab. Diesen sehr komplizierten chemisch-physikalischen Vorgang bezeichnen wir als Stoffwechsel. Vorwiegend die am weitesten vom Herz entfernten (peripheren) Gebiete des Körpers wie Beine, Füße, Arme und Hände sind anfällig für eine Unterversorgung mit arteriellem Blut; aber auch bei anderen Körperorganen, die einen großen Blutverbrauch haben, z. B. Gehirn und Herzkranzgefäße, macht sich eine Minderdurchblutung immer störend bemerkbar.

Ursachen

Durchblutungsstörungen der Arme und Hände sind meist auf eine Verengung der zuführenden arteriellen Gefäße zurückzuführen, deren Ursprung in einer zu starken Spannung (Tonus) der Gefäßnerven liegen kann. Auch die »Verkalkung« der Arterienwände ist oft, besonders bei älteren Personen, die Ursache.

Symptome

Meistens klagt der Patient über kalte Hände, oft zeigt auch Taubheitsgefühl (»Mir ist der Arm eingeschlafen«) oder unangenehmes Kribbeln in den Fingern und Fingerspitzen eine zu geringe Blutversorgung dieser Körperteile an.

In leichteren Fällen von Durchblutungsstörungen der Beine und Füße kommt es zu kalten Füßen, auch Kribbeln an Zehen und am Fußrücken kann sich einstellen. Im fortgeschrittenen Stadium machen sich starke Schmerzen vorwiegend an den Unterschenkeln und in der Wadengegend bemerkbar. Der Patient kann nur noch kurze Gehstrecken annähernd schmerzfrei bewältigen und muß dann stehenbleiben, um die auftretenden Schmerzen abklingen zu lassen. Um unauffällig zu bleiben, betrachtet er dann die Schaufenster, weshalb man im Volksmund auch von der »Schaufensterkrankheit« spricht. Da die Art des Gehens oft mit einer Art Hinken verbunden ist, spricht man im medizinischen Sprachgebrauch von einem intermittierenden Hinken (Claudicatio intermittens). Der Ausdruck Raucherbein ist eine volkstümliche Bezeichnung. Zweifellos ist das Nikotin ein entscheidender Faktor für das Ausbrechen der Krankheit, es gibt jedoch ebenso Nichtraucher, die von diesem Leiden befallen sind. Hier scheint erbliche Ursache eine Rolle zu spielen.

Die Behandlung für beide Formen der Krankheit ist die gleiche. Die Bestrahlungsfarbe ist Rot, wobei man die betroffenen Gliedmaßen möglichst oft und möglichst lange den Farbstrahlen aussetzen sollte. Lediglich eine Pause von zwei Stunden zwischen den einzelnen Bestrahlungsfolgen muß beachtet werden.

Alle 2 Wochen sollte man einen Tag 3 × Ganzkörperbestrahlung mit Grün (10 Minuten Körpervorderseite und anschließend 10 Minuten Körperrückseite) dazwischenschalten. Dann wieder 14 Tage lang Regionalbehandlung mit Rot usw.

Zusätzliche Maßnahmen

Absolutes Rauchverbot! Tierische Fette sind zu vermeiden, dagegen sind pflanzliche Öle mit hohem Gehalt an essentiellen Fettsäuren anzuraten, wie sie z. B. im kaltgepreßten Öl der Färber-Distel enthalten sind.

Color-Organ-Komplexe

COK 7: 3 × täglich 20 Tropfen vor dem Essen.

Durchblutungsstörungen
des Gehirns

Es handelt sich dabei größtenteils um eine Alterserscheinung. Die Lebenserwartung des heutigen Menschen wird ständig größer, damit steigt auch die Verkalkung der Gehirnarterien (Cerebralsklerose) als selbständiges Krankheitsbild an.

Ursachen

Zwei Hauptkomponenten spielen hier eine Rolle: Die durch das Altern bedingte verminderte Herzleistung und die Verkalkung der Arterien. Durch die Ablagerungen an den Arterienwänden wird der unbehinderte Durchfluß des Blutes nicht mehr gewährleistet. Zusätzlich können sich infolge einer Übererregung des sympathischen Nervensystems die zuführenden Arterien verengen. In diesem Falle bringt die Color-Therapie gute Erfolge.

Symptome

Die Krankheit beginnt meist mit Vergeßlichkeit und Konzentrationsmangel. Schwindelgefühle stellen sich ein, Zittrigkeit, Unbeholfenheit, wirres Reden und unsinnige Tätigkeit runden das Krankheitsbild ab. Auch Änderungen im Persönlichkeitsverhalten sind nicht sel-

ten: Sonst stille Menschen werden aggressiv und unbe-
herrscht.

Color-Therapie

3 × täglich 10 Minuten Rot auf Gesicht und Hals und anschließend 10 Minuten auf Hinterhauptgegend.
Jeden 3. Tag 3 × täglich Orange Ganzkörperbestrahlung
Körpervorderseite, anschließend 10 Minuten Körperrückseite. Dann wieder 3 Tage Rot wie vorstehend beschrieben usw.

Color-Organ-Komplexe

(lediglich zur Unterstützung)
COK 1: 3 × täglich 20 Tropfen vor dem Essen.

Erregungszustände

Der Mensch hat, je nach Veranlagung, ein unterschiedliches Temperament. Man unterscheidet hier vier Haupttypen:

Choleriker – kraftvoll, leidenschaftlich, heißblütig, schnell erregbar

Sanguiniker – leichtlebig, heiter, optimistisch, jedoch klar und nüchtern

Melancholiker – schwerblütig, langsam, verschlossen, oft pessimistisch

Phlegmatiker – gleichgültig und behaglich, gemütvoll, zurückhaltend

Erregungsausbrüche ist man bei Cholerikern gewohnt. Sie flauen meist ebenso schnell ab, wie sie gekommen sind. Wenn dies jedoch zum Dauerzustand wird, sollte man die Angelegenheit nicht zu leicht nehmen. Das gleiche gilt für Phlegmatiker, Sanguiniker und Melancholiker. Wenn diese sich plötzlich öfter über Kleinigkeiten aufregen, die sie normalerweise nicht sonderlich berührt hätten, so kann man hier von Erregungszuständen sprechen.

Ursache

Streß, berufliche und private Überforderung, Leistungsdruck und gesellschaftliche oder private Fehlanpassung
sind fast immer der Grund dafür. In den wenigsten Fällen
sind es krankhafte Veränderungen des Gehirns, die dafür
ausschlaggebend sind. Im Grunde handelt es sich um einen psychischen Reizzustand, den das Nervensystem
nur durch ungewohnte Temperamentsausbrüche zu
kompensieren vermag.

Symptome

Choleriker regen sich plötzlich lang und andauernd über
Dinge auf, die sie trotz ihres Temperaments früher kalt
gelassen hätten. Sanguiniker werden pessimistisch-ag-
gressiv, Melancholiker und Phlegmatiker streitsüchtig,
rechthaberisch und intolerant.

Color-Therapie

2 × täglich 14 Tage lang 10 Minuten Ganzkörperbestrah-
lung Körpervorderseite mit Blau, anschließend 10 Minu-
ten Körperrückseite.
Dann 1 Woche lang 3 × täglich Grün auf Gesicht und
Brust, dann wieder 14 Tage Ganzkörperbestrahlung mit
Blau wie vorstehend angegeben usw.

Zusätzliche Maßnahmen

Spaziergänge in frischer Luft, körperliche Bewegung und
geregelte Arbeits- und Ruhephasen wirken unterstützend.

Color-Organ-Komplexe

COK 6: 3 × täglich 20 Tropfen nach dem Essen;
COK 12: 3 × täglich 20 Tropfen vor dem Essen.

Fettleibigkeit

Adipositas

Man unterscheidet dabei zwei Hauptgruppen: die endogene Fettsucht (endogen = im Körper selbst entstanden)
und die exogene Fettleibigkeit, d. h. von außen zugeführt.
Die endogene Adipositas ist nicht so häufig anzutreffen
wie allgemein angenommen wird. Die meisten Personen
mit Übergewicht leiden an einer sog. »Mastfettsucht«.
Um welche Art Fettleibigkeit es sich im einzelnen Fall
handelt, kann nur Ihr jeweiliger Therapeut, also der Arzt
oder Heilpraktiker, feststellen. Es ist also immer vor Beginn der Selbstbehandlung eine autorisierte Medizinal-
person zu Rate zu ziehen.

Ursache

Die Entstehung der Fettleibigkeit stellt ein sehr kompli-
ziertes Problem dar. Es können sowohl körperliche als
auch seelische Gegebenheiten eine Rolle spielen. Häufig
sind auch beide Faktoren miteinander verbunden, so daß
eine exakte Abgrenzung der eigentlichen Ursache gar
nicht so einfach ist.
Es gibt Menschen, die essen können, soviel sie wollen,
ohne zuzunehmen. Bei anderen bewirkt jede zusätzliche
Nahrungsaufnahme, jede kleine »Nascherei« sofort eine
Steigerung des Körpergewichtes.

Bei der endogenen Fettsucht handelt es sich vorwiegend um eine Störung oder Fehlfunktion im System einiger innersekretorischer Drüsen (Schilddrüse, Hypophyse), also um eine Unausgeglichenheit im Hormonhaushalt. Da die Behandlung dieser speziellen Drüsenfehlleistungen nur der Facharzt vornehmen kann, wollen wir hier nicht näher darauf eingehen.

Die exogene Adipositas (Mastfettsucht) ist gerade in unserer Zeit sehr häufig anzutreffen. Die Ursache liegt meist in der übermäßigen Zufuhr von kalorienreichen Nahrungsmitteln, dem reichlichen Genuß von Spirituosen und anderen alkoholhaltigen Getränken, der ungenügenden körperlichen Bewegung (sitzende Lebensweise) und der daraus resultierenden unnatürlichen Verlängerung des Schlafes.

Bei vielen Menschen unserer Tage sind dafür auch seelische Probleme verantwortlich (Unverstandensein, Überbelastung im Beruf, Streß, Kontaktarmut, sexuelle Unausgeglichenheit usw.). Der Volksmund spricht hier vom »Kummerspeck«. Ein Großteil dieser Personen, vorwiegend Frauen, werden dick, weil sie durch zusätzliches Essen, Trinken oder Naschen von Süßigkeiten psychische Konflikte auszugleichen versuchen. Die übermäßige Aufnahme von Nahrungs- und Genußmitteln stellt eine Art »Ersatzbefriedigung« dar. Ein weitverbreitetes Übel sind auch der »Schlaftrunk«, das »Betthupferl« oder das Essen von Speiseresten »sparsamer« Hausfrauen, die nichts umkommen lassen möchten.

Symptome

Zunächst merkt man wenig. Lediglich der plötzlich zu enge Sitz der Kleidung erinnert daran, daß man zugenommen hat. Später treten beim Treppensteigen und bei größeren Anstrengungen Kurzatmigkeit und starkes Schwitzen auf. Längeres Stehen wird unangenehm empfunden, infolge des Übergewichts kommt es zu Plattfüßen und damit zu Fußschmerzen. Selbst auf geradem Boden kann sich der Kranke nicht mehr elastisch bewegen und wird schnell müde. Zwangsläufig wird dadurch das Schlafbedürfnis gesteigert und somit wiederum der Stoffwechsel verlangsamt. Die nichtverbrauchten Kohlehydrate werden als Depotfett im Körper gespeichert. Daraus entwickelt sich letzten Endes ein Teufelskreis, den man nur mit einiger Mühe und Konsequenz durchbrechen kann.

Color-Therapie

Durch die Farblichtbestrahlung muß in erster Linie das vegetative Nervensystem stabilisiert werden. Ergänzend hierzu soll die Fettverbrennung in verstärktem Maße angeregt werden.
Bestrahlungsfarbe Blau, drei Tage lang 3 × täglich Ganzkörperbestrahlung, 10 Minuten Körpervorderseite, anschließend Ganzkörperbestrahlung 10 Minuten Rückseite.
Am vierten Tag 3 × täglich 20 Minuten mit Bestrahlungsfarbe Gelb auf Ober- und Unterbauch.
Die nächsten drei Tage wieder Ganzkörperbestrahlung mit Blau, dann wieder ein Tag Gelb, anschließend wieder drei Tage Blau usw.
Die Kur wird sechs Wochen konsequent durchgeführt. Sie kann jeweils nach einer Pause von einer Woche beliebig oft durchgeführt werden, bis man das gewünschte Körpergewicht erreicht hat.

Ergänzende Maßnahmen

Es ist sinnvoll, während der Dauer der Kur den übermäßigen Genuß von stark kalorienhaltigen Nahrungsmitteln (fettes Fleisch, Süßspeisen, Hülsenfrüchte usw.) sowie von alkoholhaltigen Getränken einzuschränken und gewissermaßen »kalorienbewußter« zu leben. Die Gewichtsabnahme muß langsam und kontinuierlich vor sich gehen. Rapider Gewichtsverlust wirkt sich ungünstig auf den Kreislauf und das Allgemeinbefinden aus und bringt oft mehr Schaden als Nutzen.

Color-Organ-Komplexe

COK 6: täglich 3 × 20 Tropfen vor dem Essen;
COK 9: täglich 3 × 20 Tropfen nach dem Essen;
COK 3: täglich vormittags und nachmittags je 10 Tropfen.

Hautkrankheiten

Die menschliche Haut ist bei einer Fläche von ca. 1,5 bis 2,0 m² und einem Gesamtgewicht von 18–20 kg das größte Einzelorgan des menschlichen Körpers und erfüllt eine große Anzahl von lebenswichtigen Funktionen. Sie bestimmt außerdem wesentlich das äußere Erscheinungsbild des Menschen. Den gesundheitlichen Zustand und eine Reihe von Erkrankungen kann man daher oft auf den ersten Blick erkennen.

Unsere Haut schützt uns vor mechanischen, chemischen und thermischen Schäden; sie hat ferner eine enorme Abwehrfunktion gegen Viren, Bakterien und andere Krankheitserreger.

Die Regulierung der Körpertemperatur erfolgt ebenso über die Haut wie die Ausscheidung von Schlackenstoffen und anderen schädlichen Substanzen; sie ist ferner in der Lage, Wasser, Blut, Depotfett, Mineralstoffe und Vitamine zu speichern.

Freude und Schmerz, Angst, Trauer, Verstimmungszustände und andere Emotionen hinterlassen ihre Spuren auf der Haut und prägen das Antlitz eines Menschen. Man sagt deshalb, die Haut sei der »Spiegel der Seele«.

Für die Color-Therapie ist die Resorptionsfähigkeit der Haut von immenser Bedeutung, die es ermöglicht, daß die Farblichtwellen aufgenommen werden und somit transepidermal in den Körper gelangen.

So vielfältig wie ihre Funktionen sind auch die Krankheiten, die die Haut befallen können.

Neben mechanischen Verletzungen (Schnitte, Stiche, Kratzer, Abschürfungen, Risse usw.) und thermischen Hautschädigungen (Verbrennungen, Verbrühungen, Sonnenbrand, Erfrierungen) gibt es noch eine Reihe anderer Ursachen, die für Hauterkrankungen verantwortlich sind.

Da sich jedoch hinter oft harmlos anmutenden Hautveränderungen eine schwerwiegende, vielleicht sogar lebensbedrohliche Krankheit verbergen kann, müssen Diagnose und Behandlung von Hautkrankheiten unbedingt dem Arzt oder Heilpraktiker vorbehalten bleiben.

Die allergischen Krankheiten, die sehr häufig auch die Haut befallen, haben in den letzten zwanzig Jahren so stark zugenommen, daß bereits jeder fünfte Bundesbürger von Allergien geplagt wird. Als Hauptursachen kann man nennen: Umweltverschmutzungen immer größeren Ausmaßes, die das menschliche Immunsystem ständig überfordern, schwächen und zusammenbrechen lassen; ferner den Massenkonsum denaturierter und konservierter Nahrungsmittel, die psychischen Auswirkungen unserer angeblich so fortschrittlichen Zivilisation auf den Einzelnen, die häufig zu Angst, Streß und Überforderung führen. Letztendlich muß auch der ständig steigende Medikamentenverbrauch in die Reihe allergieauslösender Ursachen mit einbezogen werden.

Symptome

Die Erscheinungsformen allergischer Hauterkrankungen sind sehr vielseitig. Meist zeigen sie sich als gerötete, juckende, schmerzhafte Hautentzündung (in der Fachsprache Dermatitis genannt), die sich auf bestimmte Hautbezirke beschränkt (Hände, Unter- und Oberarme, Ellenbeugen oder Kniekehlen). Bei Lebensmittelallergie findet man auch über den ganzen Körper verteilte kleine Bläschen, die sogenannte Nesselsucht (Urticaria).

Wie bereits erwähnt, bleibt die Diagnosestellung grundsätzlich dem Facharzt vorbehalten.

Color-Therapie

Bei allen allergischen Krankheiten, die ja nicht nur die Haut, sondern häufiger noch andere Organe des menschlichen Körpers befallen (Hals, Nase, Rachen, Atemwege, Magen, Darm usw.), empfiehlt sich grundsätzlich, 3 × täglich die befallenen Körperstellen 20 Minuten mit Violett zu bestrahlen, um die Allergiebereitschaft des Organismus herabzusetzen.

Es sei hier ausdrücklich betont, daß die Color-Therapie bei Hauterkrankungen nur unterstützenden Charakter haben kann.

Hautpflege

Zur allgemeinen Hautpflege, auch in Kombination mit naturheilkundlichen und/oder kosmetischen Behandlungen, eignet sich die Farblichtbestrahlung jedoch hervorragend.

Je nach Hauttyp und Hautbeschaffenheit ergeben sich die nachfolgend aufgelisteten Anwendungsmöglichkeiten:

Normale Haut (kleinporig, gut durchblutet, elastisch, frisch, rosig, fest, keine Pickel und Mitesser, es fehlt weder Fett noch Feuchtigkeit)

Color-Therapie

Wöchentlich 2× 20 Minuten Ganzkörperbestrahlung der Körpervorder- und -rückseite mit Grün, um die Regeneration der Haut zu fördern.

Trockene Haut (feinporig, dünn, empfindlich, reagiert schnell auf äußere Einflüsse, schuppt und neigt früh zu Fältchenbildung)

Color-Therapie

2–3× wöchentlich Ganzkörperbestrahlung der Körpervorder- und -rückseite je 10 Minuten mit Rot, um die Durchblutung anzuregen.

Unreine Haut (fettglänzend, großporig, fahl wirkend, schlecht durchblutet, mit Pickeln und Mitessern)

Color-Therapie

2× täglich Ganzkörperbestrahlung der Körpervorder- und -rückseite je 10 Minuten mit Orange, um das Lymphsystem anzuregen und den Abbau von Schlackenstoffen zu fördern.
Besonders stark befallene Körperpartien können zusätzlich am Tag 10 Minuten bestrahlt werden.

Fette Haut (großporig und grobkörnig, glänzt ölig und fettig, Unreinheiten, zu starke Talgproduktion)

Color-Therapie

3 × täglich Gesicht und befallene Körperstellen je 10–20 Minuten mit Violett bestrahlen, damit die Fettproduktion vermindert wird.

Mischhaut (Die Mittelpartien wie Stirn, Nase und Kinn wirken fett, die Wangenpartien eher trocken und normal)

Color-Therapie

Am ersten Tag 2 × 10 Minuten Gesicht und Oberkörper je 15 Minuten mit Gelb, um die Drüsenfunktionen zu stimulieren und den Stoffwechsel anzuregen. Am zweiten Tag die gleiche Prozedur, jedoch mit Rot, um den Kreislauf anzuregen. Am dritten Tag dann wieder Orange, am vierten Tag Rot, usw.

Alternde Haut (schlaff, schlecht durchblutet, faltig, fleckig, wirkt ausgetrocknet)

Color-Therapie

Tägliche Voll- oder Teilbestrahlung im Wechsel: Morgens 20 Minuten Orange zur Entschlackung, abends 20 Minuten Grün zur Regeneration

Empfindliche Haut (feinporig, druckempfindlich, gespannt und spröde, neigt zu Hauptreizungen und allergischen Reaktionen)

Color-Therapie

Täglich morgens und abends je 10 Minuten pro Körperseite mit Blau bestrahlen, um die empfindliche Reaktion der Haut und des Nervensystems zu dämpfen.

Wichtig!

Die oben angegebenen Bestrahlungsvorschläge gelten nur für sonst gesunde Menschen. Andere vorhandene Krankheiten müssen vorrangig behandelt werden.

Herzrhythmusstörungen

Herzklopfen, Herzstolpern

Die Schlagfolge des Herzens wird sozusagen »automa-
tisch« gesteuert und geht vom Sinusknoten aus, den man
gewissermaßen als den natürlichen »Herzschrittmacher« bezeichnen könnte. Über das Reizleitungssystem
werden elektrische Impulse an den Herzmuskel abgegeben, die in rhythmischer Folge die Herztätigkeit bewirken. Das Zusammenziehen des Herzens und die dadurch
bedingte Austreibung des Blutes in die Arterien bezeichnet man als Systole, die Erschlaffung als Diastole. Zwischen beiden Phasen liegt die Herzpause, in der sich das
Herz erholen kann. Der normale Herzschlag des gesunden Menschen beträgt in Ruhe etwa 60–80 Schläge. Der
Sinusknoten ist wiederum mit dem vegetativen Nervensystem gekoppelt, das unserem Willen nicht unterworfen ist. Für Fälle, in denen der Herzrhythmus durch die
natürlichen Gegebenheiten nicht mehr aufrechterhalten
werden kann oder die zur Herztätigkeit nötigen Impulse
zu unregelmäßig oder zu schwach sind, hat die moderne
Medizin den künstlichen »Herzschrittmacher« entwik-
kelt, der für eine große Anzahl Patienten lebensnotwen-
dig ist.

Ursache

Durch außergewöhnliche Reize, die das Reizleitungssystem treffen, kann es zu verfrühtem Herzschlag kommen, d. h. es können sog. Extrasystolen auftreten. Neben »mechanischen« Einwirkungen (körperliche Belastung, ungewohnte oder plötzliche Anstrengung, organische Herzerkrankungen, Verletzungen, Fieber, Hitze, Kälte, Sauerstoffmangel usw.) können auch seelische Faktoren (Aufregung Freude, Angst, Ärger, plötzliche veränderte Umweltbedingungen u. v. a.) eine Änderung des Herzschlages zur Folge haben. Da das Herz ein wichtiger Teil des Menschen ist, der Gesamtorganismus wiederum ein sehr komplexes Gebilde darstellt, kann nur der Arzt oder autorisierte Therapeut die wahren Ursachen erkennen. Das bereits erwähnte Sprichwort: »Vor die Therapie haben die Götter die Diagnose gesetzt« trifft also in besonderem Maße auf das Herz und alle davon ausgehenden oder damit zusammenhängenden Krankheiten, Beschwerden und Störungen zu.

Symptome

Der Kranke »spürt« plötzlich sein Herz. Ohne erkennbare körperliche oder seelische Ursachen tritt Herzklopfen auf. Oft kann die betroffene Person nicht einschlafen, weil auf einmal das Herz zu rasen beginnt (»es schlägt bis zum Hals«). Auch das Gefühl, daß einem das Herz zeitweise »aussetzt« oder »in die Hose rutscht«, ist ebenso Anzeichen einer Herzrhythmusstörung, wie zu schneller oder zu langsamer Puls. Natürlich können dabei auch die typischen Symptome von

Kreislaufstörungen (Blässe, Schwindelgefühl, Schweißausbruch, Angstzustände) auftreten.

Color-Therapie

Am 1. Tag: 3 × 10 Minuten Rot auf die Herzgegend.
Am 2. Tag: 3 × 10 Minuten Blau auf Gesicht und Ober-
körper.
Am 3. Tag: wieder 3 × 10 Minuten Rot auf die Herzge-
gend.
Am 4. Tag: 3 × 10 Minuten Blau auf Gesicht und Ober-
körper.
Am 5. Tag: wieder Rot usw. im Wechsel.

Color-Organ-Komplexe

COK 1: 3 × täglich 20 Tropfen vor dem Essen;
COK 6: 3 × täglich 20 Tropfen nach dem Essen.

Herzschwäche

Herzkräftigung, Altersherz

Das Herz hat die Aufgabe, das Blut durch die Adern bis in die kleinsten Haargefäße (Kapillaren) zu pumpen. Das Blut ist für die Zulieferung aller lebensnotwendigen Substanzen (Sauerstoff, Nährstoffe, Vitamine u. v. a.), den Abtransport der durch den Stoffwechsel anfallenden schädlichen Abfallprodukte (Kohlensäure, Schlackenstoffe usw.) sowie für eine Reihe anderer Vorgänge und Schutzfunktionen verantwortlich. Das Herz hat also Tag und Nacht dafür zu sorgen, daß stets eine ausreichende Menge Blut an allen Bedarfspunkten vorhanden ist und alle Bezirke versorgt werden. Im Normalzustand und bei gesundem Herzen werden im Durchschnitt 4–7 Liter Blut pro Minute befördert (Minutenvolumen). Sie können sich selbst ausrechnen, welche Blutmengen hier täglich gepumpt werden. Bei körperlichen und seelischen Belastungen kann das Minutenvolumen bis auf 30 Liter ansteigen. Es ist deshalb ohne weiteres verständlich, daß für den Ablauf normaler Lebensvorgänge eine konstante Herzleistung unbedingt erforderlich ist.

Ursache

Für die Schädigung des Herzens können viele Ursachen in Frage kommen, auf die alle ich hier unmöglich eingehen kann; außerdem gehören jede Herzkrankheit und alle darauf hindeutenden Beschwerden unbedingt zur genauen Diagnosestellung in fachärztliche Behandlung. Dem natürlichen Alterungsprozeß des Körpers ist auch das Herz unterworfen. Bei vielen älteren und alten Menschen läßt die Herzleistung nach, das Herz wird »insuffizient«. Auch überstandene Infektionskrankheiten, Gelenkrheumatismus und Nikotinmißbrauch können eine Schädigung des Herzmuskels oder der Herzklappen hinterlassen.

Symptome

Die Krankheitszeichen sind vielfältig. Als Hauptsymptom gilt die Einschränkung der körperlichen Leistungsfähigkeit: es kommt bei geringer Belastung zu Atemnot (beim Treppensteigen), zu mehr oder weniger starken Schmerzen in der Herzgegend, zu geschwollenen Beinen (Ödeme). Im Ruhezustand, vor allem nachts, muß der Kranke öfter Wasser lassen. Herzkranke Patienten müssen meist »digitalisiert« werden, d. h. der Arzt verordnet spezielle Medikamente (Digitalispräparate) zur Anregung des Herzmuskels. Zur verstärkten Wasserausscheidung werden oft harntreibende Mittel (Diuretika) verordnet.

Color-Therapie

Zur Herzkräftigung setzt man Rot ein. Nach Möglichkeit bestrahlt man damit 3 × täglich 10 Minuten die Herzgegend. Die Color-Therapie sollte jedoch in jedem Falle in Absprache mit dem Arzt erfolgen. Auch dürfen verordnete Medikamente keinesfalls eigenmächtig abgesetzt werden.

Color-Organ-Komplexe

COK 1: 3 × täglich 20 Tropfen vor dem Essen;
COK 6: 3 × täglich 10 Tropfen nach dem Essen.

Ischias

Ischialgie

Der Hüftnerv (Nervus ischiadicus) verläuft durch die Gesäßbacken an der Rückseite des Oberschenkels entlang durch Kniekehlen und Waden bis in die seitlichen Bereiche der Füße. Der Hauptstrang hat in diesen Gebieten noch reichlich Verästelungen, von denen nur die Vorder- und Innenseite des Oberschenkels und der innere Fußrand frei bleiben. Dementsprechend groß ist das Gebiet, in dem sich der Schmerz ausbreiten kann. Ischias ist deshalb auch sehr häufig.

Ursache

Da der Nerv und seine Äste ziemlich oberflächlich verlaufen, ist er besonders gegen Erkältungseinflüsse und Verletzungen anfällig. Aber auch Bandscheibenschäden können, wenn sie im Gebiet der Nervenwurzeln auftreten, Ischiasschmerzen auslösen. Übermäßiger Alkohol- und Nikotingenuß kann ebenso wie chronische Zahn- und Mandelherde zu Ischiasanfällen führen. Das gilt auch für verschiedene Gifte (Blei, Quecksilber), für Stoffwechsel- und Infektionskrankheiten.

Die Schmerzen beginnen meist langsam und nur in bestimmten Bereichen des Nervenverlaufes, vorwiegend an der Rückseite des Oberschenkels, wo der Nerv aus dem Becken austritt; sie nehmen dann an Heftigkeit zu und erfassen zuletzt das gesamte Gebiet des Nervenverlaufs. Nachts tritt der Schmerz verstärkt auf; auch längeres Stehen, Bewegungen und Erschütterungen wirken schmerzsteigernd. Dem Kranken fällt das Gehen schwer, so daß er am liebsten eine gewisse Ruhestellung einhält. Häufig tritt Ischias einseitig, seltener zweiseitig auf.

Color-Therapie

14 Tage lang 3 × täglich 20 Minuten Blau auf die Regionen vom Kreuzbein bis zur Unterschenkelgegend.
Am 15. Tag 2 × täglich 10 Minuten Orange auf dieselben Regionen, anschließend 10 Minuten auf die Regionen von Unterbauch und Fußrücken.
Ab 16. Tag wieder 14 Tage Blau wie vorstehend angegeben usw.

Zusätzliche Maßnahmen

Gute Erfolge bringen die Neural- und Segmenttherapie sowie intramuskuläre Injektionen von Vitamin-B-Komplexen, wie z. B. Vitamin B 15.
Der Einsatz dieser Mittel kann jedoch nur von versierten Behandlern entschieden und durchgeführt werden.

Color-Organ-Komplexe

Zur symptomatischen Behandlung:
COK 11: 3 × täglich 20 Tropfen vor dem Essen.

Konzentrationsmangel und Vergeßlichkeit

Nicht nur ältere Menschen neigen zu Vergeßlichkeit und können sich nicht mehr richtig konzentrieren, auch voll im Berufsleben stehende Personen beiderlei Geschlechts und sogar Schulkinder klagen häufig über zu wenig Konzentrationsvermögen und Merkfähigkeit.

Ursache

Bei älteren Menschen läßt die Gehirnfunktion nach. Im höheren Alter können es oft sklerotische Prozesse sein, die eine gesicherte Durchblutung der Gehirnregionen einschränken. Bei jüngeren Leuten, besonders wenn sie unter Leistungsdruck stehen, wehrt sich oft das Unterbewußtsein gegen die Überforderung. Außerdem können Streß und Überbeanspruchung zu seelischen Erschöpfungszuständen führen, die sich dann nicht nur in körperlicher, sondern auch in geistiger Leistungsunfähigkeit äußern. Klarheit bringt hier der Besuch beim Arzt.

Symptome

Ältere und alte Leute vergessen oft kürzlich geschehene Ereignisse, während sie sich auf frühere Geschehnisse, sogar noch aus der Kinder- und Jugendzeit, bis ins Detail erinnern können.

Bei jüngeren und heranwachsenden Personen kann man, falls sie es noch nicht gelernt haben, den Denkprozeß unter Kontrolle zu bringen, oft den Eindruck erhalten, als entspringe die Konzentrationsschwäche, die Vergeßlichkeit und Verminderung der geistigen Leistungsfähigkeit einer bewußt eingenommenen Abwehrhaltung oder Gleichgültigkeit.

Color-Therapie

Die entscheidende Farbe ist Orange. 3 × täglich 10 Minuten Gesicht und Oberkörper, anschließend 10 Minuten Hinterhaupt und Rücken.

Color-Organ-Komplexe

COK 6: 3 ×20 Tropfen vor dem Essen;
COK 12: vormittags und nachmittags je 10 Tropfen.

Kopfschmerzen

Migräne

Eine der häufigsten Krankheiten unseres Zeitalters ist die Migräne. Von der Bevölkerung der Bundesrepublik Deutschland werden jährlich mehrere Millionen Schmerztabletten geschluckt, allein gegen Kopfschmerzen. Der durch Migräne verursachte Arbeitsausfall bei Arbeitern und Angestellten ist ebenfalls enorm hoch. Auch Schulkinder sind mitunter schon Opfer der Kopfschmerzen. Die Migräne macht auch keinen Unterschied zwischen männlichen und weiblichen Personen, obwohl Frauen prozentual häufiger davon befallen sind.

Ursache

Die Ursache der Migräne ist noch nicht genau bekannt. Man nimmt an, daß es sich um eine Art Gefäßkrämpfe handelt, hervorgerufen durch eine Fehlsteuerung der Gefäßnerven des Kopfes. Natürlich können auch viele andere Ursachen Kopfschmerzen zur Folge haben. Verspannungen im Schulter- und Nackenbereich oder Veränderungen an der Wirbelsäule sind ebenfalls häufig für Schmerzen verantwortlich. Eine genaue Diagnosestellung ist deshalb wichtig, weil auch erkrankte Organe Kopfschmerzen auslösen können. In diesem Fall muß natürlich auch das Grundleiden behandelt werden.

Symptome

Die pochenden und hämmernden Schmerzen treten anfallsweise auf und können oft stunden- oder manchmal tagelang anhalten. Fast immer ist nur eine Kopfhälfte betroffen. Dazu kommen häufig Lichtscheu, Erbrechen, Augenflimmern und Sehstörungen. Merkwürdigerweise treten die Schmerzen sehr oft an Sonn- und Feiertagen auf (sog. Wochenendmigräne). Auslösende Gründe für den Anfall sind vielfältig: Klima- und Wetterwechsel, Geruchseindrücke, Reisen können ebenso Migräne auslösen wie Streß, Ärger, Überlastung usw. Meist weiß der Betroffene jedoch keinen Grund für den Anfall anzugeben.

Color-Therapie

Sofort nach Auftreten des Anfalls Blau auf das Gesicht, evtl. auch aufs Hinterhaupt und die seitliche Halsgegend; Bestrahlungsdauer 20 Minuten, dann 2 Stunden Pause, anschließend wieder 20 Minuten. In diesem Intervall so oft wie möglich behandeln.
Wenn man so bald als möglich nach Anfallsbeginn mit der Bestrahlung einsetzt, gelingt es meist, die Schmerzen zum Verschwinden zu bringen oder wenigstens Dauer und Stärke des Anfalls zu vermindern.

Zusätzliche Maßnahmen

Die gekonnt durchgeführte Neuraltherapie (Störfeldsuche, gezielte Procain-Injektionen) zeigt oft verblüffende Erfolge.

Color-Organ-Komplexe

Während des Anfalls alle 20 Minuten 20 Tropfen COK
11. Zur Dauerbehandlung täglich 3 × 10 Tropfen vor dem
Essen. Ansonsten muß ein evtl. Grundleiden behandelt
werden.

Krampfadern

Varizen

Vorwiegend Frauen sind von Krampfadern befallen, die sich besonders nach einer Schwangerschaft zeigen. Allerdings gibt es auch Männer, die darunter leiden, vor allem wenn sie einen Beruf haben, bei dem sie viel stehen müssen (z. B. Friseure). Nicht immer kann man die Krampfadern äußerlich daran erkennen, daß die oberflächlich liegenden Venen an den Waden oder Oberschenkeln nach außen drücken und so sichtbar werden. Es gibt auch die tiefliegenden Venen, deren Verkrampfung äußerlich nicht sichtbar ist, die jedoch trotzdem die gleichen Beschwerden verursachen können.

Ursachen

Meist handelt es sich um eine angeborene Bindegewebsschwäche. Man könnte also sagen, daß die ererbte Krankheitsbereitschaft eine Rolle spielt. Auch ungenügend arbeitende oder minderwertige Venenklappen können die Ursache sein. Durch stehende Tätigkeit, Schwangerschaft, Übergewicht und Bewegungsarmut wird das Leiden gefördert oder ausgelöst.

Symptome

Die äußerlich erkennbaren Krampfadern dürften fast allen bekannt sein: geschlängelte, mitunter fingerdick hervortretende, bläulich gefärbte Venenstränge an den Waden, gelegentlich auch am Fußrücken oder Oberschenkel.
Anfangs werden Krampfadern nur als Schönheitsfehler registriert, der kaum Beschwerden macht. Mit zunehmender Venenlabilität kommt es dann zu Schweregefühl in den Beinen, oft auch zu ziehenden, krampfartigen Schmerzen, im späteren Stadium zum Anschwellen des Fußrückens und des Knöchels. In besonders schlimmen Fällen brechen die Adern auf und bilden schwer heilende Wunden (offene Beine = Ulcus cruris).

Color-Therapie

Die Color-Therapie kann hier nur eine unterstützende Funktion haben. Wenn bereits Schmerzen auftreten, sollte man Oberschenkel, Kniekehlen, Waden und Fußrücken mit Blau bestrahlen bis zum Abebben der Schmerzen. Ansonsten muß die Aktivierung des Bindegewebes vorrangige Bedeutung haben.
Ganzkörperbestrahlung mit Rot (jedoch nicht Gesicht und Kopf) zweimal je 10 Minuten Körpervorder- und -rückseite. Eine Rückbildung von ausgeprägten Krampfadern ist durch Color-Therapie nicht möglich. Die Einnahme von entstauenden Medikamenten ist unbedingt notwendig.

Zusätzliche Maßnahmen

Wichtig ist das Tragen von Stützstrümpfen oder das Anlegen von sog. Kompressionsverbänden durch Wickeln der betreffenden Gliedmaßen mit elastischen Binden. In besonders schweren Fällen ist Verödung oder Operation durch einen dafür ausgebildeten Arzt in Erwägung zu ziehen.

Color-Organ-Komplexe

COK 7: 3 × täglich 20 Tropfen vor dem Essen;
COK 1: vormittags und nachmittags je 10 Tropfen.

Kropf

Struma

Die Schilddrüse ist ein lebenswichtiges hormonbilden-
des Organ des menschlichen Körpers. Die von ihr bei
Bedarf an das Blut abgegebenen Hormone (z. B. Thyro-
xin) sind für Stoffwechsel, Knochenwachstum, Kreis-
laufregulation, Körpergewicht und andere Funktionen
von ausschlaggebender Bedeutung. Sowohl eine Über-
als auch eine Unterfunktion der Schilddrüse kann
schwerwiegende Folgen haben. Ihren Namen hat die
Schilddrüse davon, daß sie, ähnlich wie ein Schild, vor
dem oberen Ende der Luftröhre und dem Kehlkopf
liegt.
Die Kompliziertheit dieses Organs und seiner vielseiti-
gen Wechselwirkungen gestattet es nicht, hier auf alle
damit zusammenhängenden Fehlfunktionen oder
Krankheiten anzugehen. Es soll deshalb lediglich eine
lästige und vor allem auch kosmetisch unschöne Begleiterscheinung einer Schilddrüsenerkrankung besprochen werden: der Kropf.

Ursachen

Die bekannteste Ursache des Kropfes dürfte Jodmangel
sein. Den genauen Grund einer Schilddrüsenvergrößerung kann jedoch nur der Arzt aufgrund eingehender
Untersuchungen und Prüfungen feststellen. Jede Ver-

größerung bedarf also unbedingt der ärztlichen Untersuchung.

Symptome

Druck in der Kehlkopf- und vorderen Halsgegend sowie sichtbare Verdickung dieser Region, Schluckbeschwerden und Engegefühle können ebensogut eine Schilddrüsenerkrankung anzeigen wie Abmagerung, Nervosität, Zittern der Hände, hervortretende Augen und andere Symptome.

Color-Therapie

Sofern es sich um eine vom Arzt festgestellte, harmlose Schilddrüsenvergrößerung handelt, wird der Hals und die Kehlkopfgegend möglichst oft und lang mit Blaulicht bestrahlt.

Color-Organ-Komplexe

Zur Dauertherapie COK 9, 3 × täglich 15 Tropfen vor dem Essen. Bei nervösen Beschwerden zusätzlich COK 12, vormittags und nachmittags je 20 Tropfen.

Leber- und Gallenfunktionsstörungen

Die Leber ist das wichtigste Zentralorgan unseres Körpers und mit einer chemischen Fabrik zu vergleichen. Wollte man alle von der Leber produzierten und umgewandelten chemischen Substanzen zu gleicher Zeit und stets verfügbar künstlich herstellen, so wäre dazu ein riesiges chemisches Werk von unvorstellbaren Ausmaßen nötig. Große Bedeutung kommt der von der Leber produzierten Galle zu, die für die Aufspaltung der in der Nahrung enthaltenen Fette und die Entgiftung körperfeindlicher Substanzen ausschlaggebend ist. Im Durchschnitt produziert die Leber etwa täglich 750 cm^3 Galle, die in der Gallenblase eingedickt, gespeichert und beim Verdauungsvorgang in den Zwölffingerdarm abgegeben wird.

Ursachen

Neben einer angeborenen Schwäche der gallebildenden Leberzellen sind es vor allem Fehlerernährung und Umweltgifte, die zu einer Überbelastung der Leber führen: vorwiegend der übermäßige Konsum von Alkohol, zu fettreiche Speisen, die unkontrollierte Einnahme von Tabletten und vieles andere mehr. Auch seelische Einflüsse können eine Rolle spielen und sog. »Gallenkoliken« auslösen. Durch das Absetzen bestimmter Stoffe können sich in der eingedickten Galle Gallensteine bilden, die ihrerseits Koliken auszulösen vermögen.

Symptome

Leider meldet sich die Leber nicht sofort durch Schmerz, wenn sie erkrankt ist. Oft weisen nur unklare Beschwerden, z. B. Druck im Oberbauch, Appetitlosigkeit, Blähungen oder Durchfall, der sich mit Verstopfung abwechselt, auf eine Lebererkrankung hin. Auch ständige Müdigkeit, ja sogar Kopfschmerzen können ihre Ursache in einer Lebererkrankung haben. Die akuten Zeichen sind Übelkeit, heller, farbloser Stuhl, brauner Urin, gelblich gefärbte Augäpfel und im Endstadium die Gelbfärbung der Haut (Gelbsucht = Ikterus).
Bei Gallenkoliken, hervorgerufen durch Gallensteine oder Gallenblasenentzündung kommt es zu krampfartigen Schmerzen im rechten Oberbauch, die bis in den Rükken und das Schulterblatt ausstrahlen können. Häufig findet man auch eine Druckempfindlichkeit in der Mitte der rechten Augenbraue. Bei allen akuten Erscheinungen ist die sofortige Konsultation des Arztes unumgänglich.

Color-Therapie

Die Bestrahlungsfarbe ist Gelb. Möglichst 3 × täglich je 20 Minuten Brust und Oberbauch, anschließend Schulterblatt- und Rückengegend bestrahlen.

Zusätzliche Maßnahmen

Diätanweisungen sollten unbedingt eingehalten werden. Fette und schwerverdauliche Speisen sind zu vermeiden.

Ebenso Alkohol. Auch sollte man vom Arzt von Zeit zu Zeit die Leberwerte überprüfen lassen (Blutuntersuchung im Labor, Enzymdiagnostik).

Color-Organ-Komplexe

COK 3: 3 × täglich 20 Tropfen vor dem Essen;
COK 10: 3 × täglich 15 Tropfen nach dem Essen.

Bei nervösen Zuständen empfiehlt sich die Einnahme von COK 12: 20 Tropfen vor dem Schlafengehen.

Magenschmerzen

Magengeschwür, Gastritis

Beschwerden des Magens treten bei vielen Menschen
auf. Magendruck infolge übermäßigen Essens vergeht bei
gesunden Menschen nach kurzer Zeit. Oft treten jedoch
Magenschmerzen auch bei leerem Magen auf und hier
besonders stark. Der Magen erfüllt die wichtige Funktion eines Sammelbeckens, in das die aufgenommene
Nahrung nach dem Weg über Mund und Speiseröhre als
erstes gelangt, und wo sie durch die Magensäure und andere Verdauungssäfte vorerst grob aufgespalten wird.

Ursachen

Oft ist die natürliche Magenfunktion nicht in der Lage,
die zuviel angebotene Nahrung sofort zu verkraften. Mit
zunehmendem Alter kann auch eine geschwächte Fermentproduktion dafür verantwortlich sein. Eine der häufigsten Ursachen liegt im seelischen Bereich oder im
Konsum zu vieler oder zu starker Genußmittel, wie z. B.
Alkohol oder Nikotin. Der Volksmund sagt, »der Ärger
schlägt sich auf den Magen«. Dies ist zweifellos richtig,
denn die »Wut im Bauch« muß sich nicht nur in Übelkeit
oder Appetitlosigkeit äußern, sondern kann auch Entzündungen der Magenschleimhaut (Gastritis) oder sogar
Magen- oder Zwölffingerdarmgeschwüre (Ulcus duode-
nalis) auslösen.

Symptome

Die Schmerzen zeigen sich vorwiegend zwischen Nabel und Brustbein, besonders in der Magengrube. Bei vorhandener Magenschleimhautentzündung oder bei entzündlicher Beteiligung des Zwölffingerdarms geht der Schmerz nach dem Essen zurück und tritt erst nach zwei bis drei Stunden wieder auf. Beim nervösen Magen oder aufgrund seelischer Belastungen ist der Magenschmerz unabhängig von der Nahrungsaufnahme und tritt oft spontan auf mit bohrendem und stechendem Charakter, manchmal in Form von Koliken. Es bleibt dem Arzt vorbehalten, die genaue Ursache festzustellen. (Röntgenuntersuchung, Gastroskopie, Säurewertbestimmung u. ä.)

Color-Therapie

Beim akuten Schmerzanfall hilft Blaubestrahlung auf die Oberbauchgegend, mehrmals täglich 20 Minuten, mit zweistündigem Abstand. Bei nervöser Ursache der Beschwerden, in schmerzfreien Zuständen als Vorbeugung 3 × täglich je 10 Minuten Ganzkörperbestrahlung, Körpervorder- und -rückseite.
Ältere Menschen mit gestörter Fermentproduktion sollten abwechselnd jeden zweiten Tag die Oberbauchgegend im gleichen Turnus mit Gelb bestrahlen.

Color-Organ-Komplexe

Bei akutem Zustand jede Stunde 20 Tropfen COK 5, zur Dauerbehandlung 3 × 20 Tropfen vor dem Essen; COK 6, 3 × 10 Tropfen nach dem Essen; COK 12, vormittags und nachmittags je 20 Tropfen.

Nackenschmerzen

Zervikalsyndrom

Häufig sind Sekretärinnen und Berufstätige, die viel im Sitzen arbeiten, davon betroffen. Doch auch Personen, die ständig stehend arbeiten, mit einseitig vorgebeugtem Oberkörper, können damit belastet sein. Das Zervikalsyndrom (Halswirbelsyndrom) kann man zum Rheumatischen Formenkreis zählen (s. d.).

Ursachen

In leichten Fällen einer ständigen Fehlbelastung verkrampfen sich die Hals- und Nackenmuskeln, werden hart und verspannt. Man spricht dann von Muskel-Hartspann. Dadurch werden die Nerven gereizt, es kommt zu Schmerzen. Im fortgeschrittenen Stadium kann es jedoch zu Veränderungen an der Halswirbelsäule selbst kommen. Die zwischen den einzelnen Wirbeln liegenden Zwischenwirbelringe (Bandscheiben) verlieren ihre Elastizität, sie werden brüchig und quellen hervor (Bandscheibenprolaps). Dadurch kann ein Druck auf die Nervenwurzeln entstehen, was naturgemäß zu starken Schmerzen führt.

Lassen Sie deshalb durch den Arzt eine Röntgenaufnahme vornehmen, damit eventuelle Schäden an der Halswirbelsäule frühzeitig erkannt und behandelt werden können.

Symptome

Anfangs hat der Kranke das Gefühl der Steifheit im Nak-
ken, die Bewegung verursacht mehr oder weniger
Schmerzen. Die Muskulatur fühlt sich hart an. Beim
Fortschreiten der Krankheit strahlen die Schmerzen
dann in die Schultergegend aus. Häufig treten Kopfschmerzen auf. Verspannungen im Nackenbereich oder
Schäden an der Halswirbelsäule sind oft primär für Migräne verantwortlich.

Color-Therapie

3 × täglich Blau 20 Minuten auf Schulter, Nacken- und
Hinterhauptgegend.

Color-Organ-Komplexe

Zur Schmerzbehandlung COK 11, ca. 3–5 × täglich 20
Tropfen.

Nervenstärkung

Das Nervensystem bedarf, wie die eigentlichen Körperorgane auch, einer gewissen Pflege, da ja die meisten physiologischen Vorgänge im Organismus durch das Nervensystem gesteuert werden. Zur Nervenstärkung und als vorbeugende Maßnahme (Prophylaxe) eignet sich die Color-Therapie vorzüglich.

Color-Therapie

Möglichst oft Orange, abwechselnd 20 Minuten Körpervorder- und -rückseite.

Color-Organ-Komplexe

Zur Vorbeugung COK 6, zweimal täglich 5 Tropfen, vormittags und nachmittags.

Nervosität

Nicht nur im Berufsleben stehende Personen leiden heutzutage oft unter Nervosität und Reizbarkeit, auch Hausfrauen, Schulkinder oder schon im Ruhestand befindliche Menschen klagen darüber. Selbst an arbeitsfreien Tagen, an Wochenenden oder sogar in den Ferien oder im Urlaub klingt die Nervosität nicht ab, gelegentlich kommt hier die Gereiztheit besonders stark zum Ausdruck. Die jährlich von diesem Personenkreis eingenommenen Beruhigungsmittel sind in ihrer Menge erschreckend. Durch die ständige Einnahme tritt dann ein Gewöhnungseffekt ein. Bei besonders häufigem Gebrauch kann es auch zu Organschädigungen kommen.

Ursachen

Das Gleichgewicht zwischen Aktivitäts- und Ruhephasen ist gestört, d. h. der Körper findet durch den Schlaf oder durch Ruhepausen nicht mehr die nötige Erholung, die er zur Schaffung eines neuen Kräftepotentials und zur Beruhigung des Nervensystems benötigt. Streß, Überbelastung und Leistungsdruck, besonders auf geistigem Gebiet, sind die Hauptursachen für Nervosität und Gereiztheit; aber auch berufliche oder familiäre Unausgeglichenheit oder der Eindruck, »nicht verstanden zu werden«, können auslösende Faktoren sein.

Symptome

Wenn sich sonst vernünftige Menschen plötzlich über Kleinigkeiten aufregen, früher verträgliche Ehepartner aus den geringsten Anlässen in Streit geraten, Kinder trotzig oder aggressiv reagieren, wenn friedliche Rentner zu Nörglern, Arbeitskollegen auf einmal unverträglich und Vorgesetzte gereizt und fast nicht ansprechbar werden, so sind dies häufig Zeichen einer Übernervosität.

Color-Therapie

Gerade Erscheinungen, die auf einer Überforderung des Nervensystems beruhen, sind die Domäne der Color-Therapie. Hier hilft Grün-Bestrahlung 3 × täglich 10 Minuten auf Gesicht und Oberkörper, anschließend 10 Minuten auf Hinterkopf-, Nacken- und Schulterblattgegend.

Ergänzende Maßnahmen

Vollbäder grün bestrahlen, evtl. Beigabe eines beruhigenden Badezusatzes (Baldrian, Melisse o. ä.). Wohn- und vor allem Schlafräume sollten in Grün oder Mittelblau gehalten sein.

Color-Organ-Komplexe

Als Basismittel COK 6: 3 × täglich 15 Tropfen vor dem Essen; als Tagessedativum COK 12, täglich vormittags und nachmittags 20 Tropfen; zur Verbesserung des Schlafs zusätzlich 20 Tropfen 1/2 Stunde vor dem Schlafengehen.

Nieren- und Blasenerkrankungen

Die Nieren könnte man als hochwirksame Filter im menschlichen Körper bezeichnen, deren einwandfreie Funktion für einen normalen Ablauf aller Lebensvorgänge von entscheidender Bedeutung ist. Der Ausfall beider Nieren muß unweigerlich zum Tode führen, da die anfallenden Stoffwechselprodukte und andere Substanzen, die ausgeschieden werden müssen, nicht mehr abgesondert werden können. Der Körper wird sozusagen von innen her vergiftet. Erst durch die Erfindung der »Künstlichen Niere« ist es möglich, Patienten mit Nierenversagen oder nach notwendig gewordener operativer Entfernung beider Nieren vor dem Tode zu retten (Hämodialyse).

Deswegen ist es unbedingt notwendig, bei dem geringsten Anzeichen einer Blasen- oder Nierenerkrankung sofort den Facharzt aufzusuchen, denn mit erkrankten Nieren ist nicht zu spaßen.

Ursachen

Infektionskrankheiten, Herzleiden, Arteriosklerose, Diabetes, chronische Entzündungen, Vergiftungen, Verletzungen, Tumore, Nierensteine – um nur einige Ursachen zu nennen – können ebenso zu Nierenschädigungen führen, wie Erkrankungen von Blase, Harnröhre,

Harnleiter oder Prostata (durch Harnstau oder aufsteigende Entzündungen und Infektionen).

Symptome

Schmerzen oder Brennen beim Wasserlassen, Blut im Urin, häufiger Harndrang, Druck in der Nierengegend oder unklare Kreuz- bzw. Rückenschmerzen, Schwächezustände, ständiges Durstgefühl oder länger andauernde Benommenheit erfordern neben anderen Untersuchungen auch unbedingt eine Überprüfung der Nieren. Oft stößt der Arzt bei der routinemäßigen Untersuchung des Urins im Labor auf sonst nicht sichtbares (okkultes) Blut, auf Bakterien, Eiweiß oder Zucker. In diesem Fall wird der Arzt dann weiterführende Untersuchungen veranlassen, um eine exakte Diagnose zu erstellen.
Alle erkannten Krankheiten von Niere oder Blase sowie der damit zusammenhängenden Organe müssen unbedingt ärztlich behandelt werden. Nach überstandenen Erkrankungen oder zur Anregung der Nierenfunktion läßt sich die Color-Therapie in Absprache mit dem Arzt ergänzend einsetzen. Grundsätzlich ist immer zuerst das Grundleiden zu behandeln.

Color-Therapie

3 × täglich ca. 20 Minuten Orange auf die Nierengegend.

Color-Organ-Komplexe

Zur Nierenfunktionsanregung COK 2: 3 × täglich 10 Tropfen vor dem Essen.

Bei entzündlichen Prozessen in der akuten Phase COK 10: stündlich 10 Tropfen.

Ohrenentzündung

Besonders Kinder und Jugendliche klagen häufig über öfter auftretende Ohrenschmerzen. Manchmal hängen die Schmerzen mit dem Wachstum zusammen und verschwinden nach einigen Stunden wieder. Es kann sich auch um eine Entzündung des Gehörganges handeln, die u. U. auf das Trommelfell übergreift. Deshalb gehören alle Erkrankungen der Ohren in fachärztliche Behandlung. Je nach dem Sitz der Entzündung spricht man von Mittelohrentzündung (Otitis media) oder Entzündung des äußeren Gehörganges (Otitis externa).

Ursachen

Ohrenentzündungen treten häufig als Komplikationen bei Infektionskrankheiten auf (z. B. Diphtherie). Auch Grippe kann eine Entzündung der Ohren zur Folge haben. Sehr oft strahlen auch schadhafte Zähne in die Ohrgegend aus und beziehen diese in den Schmerzbereich mit ein. Erkältung kann ebenfalls Ohrenschmerzen auslösen.

Symptome

Bei der akuten Mittelohrentzündung tritt meist neben starken, reißenden Ohrenschmerzen auch Kopfschmerz und Fieber auf, manchmal mit Erbrechen verbunden. Das Hörvermögen ist geschwächt. Die Ohrgegend erscheint gerötet und fühlt sich heiß an, zumindest im fortgeschrittenen Stadium. Der Arzt erkennt die Krankheit ferner an der typischen Veränderung des Trommelfells.

Color-Therapie

Im akuten Zustand zur Unterstützung der ärztlichen Therapie bzw. in Absprache mit dem Arzt: Alle 30 Minuten je 10 Minuten Blau-Bestrahlung des erkrankten Ohres, nach dem Abklingen der Schmerzen 3 × täglich 10 Minuten mit Blau.

Color-Organ-Komplexe

Im akuten Fall COK 10: stündlich 10 Tropfen.

Prüfungsangst

Auch psychisch gesunde Menschen, selbst mit hohem Intelligenz-Quotienten, empfinden vor Prüfungen und Examen, ganz besonders, wenn das Ergebnis für das weitere Fortkommen entscheidend ist, plötzlich Angst, sie könnten versagen.

Ursache

Meist handelt es sich um Veranlagung bzw. um von Natur aus sensible Charaktere. Bei Kindern und Jugendlichen können auch falsche Erziehung und zu hoch angesetzte Erwartungen zu Prüfungsangst führen. Die Person des Prüfers oder andere Mitglieder der Prüfungskommission können bei dem zu Examinierenden schon vor der eigentlichen Prüfung Angstzustände auslösen, wenn er nur an die betreffenden Personen denkt.

Symptome

Wenige Tage vor dem Ereignis stellen sich Schlaflosigkeit, Konzentrationsmangel, gelegentlich auch Appetitlosigkeit ein. Lehrstoff, den man gebüffelt hatte und bisher auswendig konnte, hat man plötzlich vergessen. Die einfachsten und logischsten Dinge kommen einem auf einmal nicht mehr in den Sinn. Man hat den Eindruck, als hätte man überhaupt nichts gelernt. Je weniger Fragen man während der Prüfung beantworten kann, um so schlimmer wird der Zustand. Die Kehle erscheint wie zugeschnürt, so daß man kein Wort herausbringt. Frauen weinen in diesem Moment oft.

Color-Therapie

Drei bis vier Tage vor der Prüfung 3 × täglich Gesicht und Oberkörper, anschließend Nacken, Hinterhaupt und Schulterblattgegend 10 Minuten mit Orange bestrahlen.
Vor dem Schlafengehen Gesicht und Hinterhaupt je 10 Minuten mit Grün bestrahlen. Am Tag vor der Prüfung sollte man, wenn möglich, die angegebene Bestrahlung alle zwei Stunden durchführen.

Zusätzliche Maßnahmen

Es ist sinnvoll, am Vortage weder weiteren Lehrstoff durchzunehmen noch evtl. Prüfungsfragen zu büffeln, denn dadurch wäre nichts gewonnen, im Gegenteil: das Nervensystem würde weiter gereizt.

Color-Organ-Komplexe

Drei bis vier Tage vorher 3 × täglich 30 Tropfen COK 12 vor dem Essen, nach Bedarf zusätzlich 20 Tropfen unmittelbar vor dem Schlafengehen.
COK 6: vormittags und nachmittags je 10 Tropfen.

Rheumatismus

Rheumatischer Formenkreis

Das Wort Rheumatismus kommt aus dem griechischen und bedeutet Fluß bzw. fließen, weil die Krankheit meistens mehrere Stellen abwechselnd befällt, also im Körper fließt. Da es eine große Anzahl von Krankheitsbildern gibt, die man alle unter dem Sammelnamen Rheuma einordnet, hat sich in der modernen Medizin hierfür der Ausdruck Rheumatischer Formenkreis eingebürgert. Die Krankheit ist im Laufe der Jahre zu einer ausgesprochenen Volkskrankheit geworden. Der durch sie verursachte Schaden an der Volksgesundheit, der damit verbundene Arbeitsausfall sowie die entstehenden Behandlungs- und Medikamentenkosten verschlingen Millionenbeträge.

Ursache

Über die auslösenden Faktoren ist man sich noch nicht ganz im klaren. Sicher ist jedoch, daß der akute Rheumatismus, das sog. Rheumatische Fieber, in engem Zusammenhang mit der Infektion von entzündungserregenden Bakterien (Streptokokken) steht. Auch spielen die Veranlagung und die Krankheitsbereitschaft (Disposition) eine wichtige Rolle. Eine andere Form des Rheumatismus entsteht durch degenerative Veränderungen an den Gelenken oder der Wirbelsäule. Bei akuten Entzündungen der Gelenke spricht man dann von Arthritis. Aber auch Muskeln können vom Rheuma befallen werden. Man nennt diese Form Weichteilrheumatismus. Hier sind es entzündete Nerven oder Nervenbahnen, die dafür verantwortlich sind. Störungen im Hormonhaushalt können ebenso eine ursächliche Rolle spielen, genauso Erkältungen oder Allergien.

Symptome

Beim Rheumatischen Fieber bemerken wir Schmerzhaftigkeit, Schwellung und Rötung der mittleren und großen Gelenke (Knie, Schulter, Ellenbogen, Handgelenk), verbunden mit Fieber. Charakteristisch ist, daß am Anfang immer nur ein Gelenk kurzzeitig befallen wird. Anschließend springt die Krankheit auf ein anderes Gelenk über. Hinzu kommen meist Kopfschmerzen, Appetitlosigkeit, Frieren oder Schweißausbrüche. Die Gefährlichkeit der Krankheit besteht auch darin, daß das Herz geschädigt werden kann. Wenn das Leiden chronisch geworden ist, sind die sog. Rheumaknoten (knotenartige Verdickungen an den Finger- oder Handgelenken) deutlich sichtbar.

Bei den anderen Formen des Rheumatismus treten langandauernde und sich verstärkende Schmerzen in den verschiedenen Gelenken auf, die zu erschwerter Bewegung zwingen. Beim Weichteilrheumatismus sind es vorwiegend die Muskeln am Ober- oder Unterarm, in der Schulterpartie, in der Kreuzgegend oder am Oberschenkel, die davon befallen werden.

Die Krankheitsbilder des Rheumatischen Formenkreises sind derart vielseitig, daß eine genaue Abgrenzung und Beschreibung in Kurzform unmöglich ist. Außerdem ist die Konsultation des Arztes sowieso unerläßlich!

Color-Therapie

Die Farblichtbestrahlung kann vor allem zur Schmerzlinderung wirkungsvoll eingesetzt werden. Die befallenen Körperteile werden mehrmals am Tag zwanzig Minuten mit Rot bestrahlt. Zwischen den einzelnen Bestrahlungen sollte man immer eine Pause von zwei Stunden lassen. Am nächsten Tag bestrahlt man mit Blau, am übernächsten wieder mit Rot usw.

Color-Organ-Komplexe

Als Basismittel COK 10: 3 × täglich 25 Tropfen vor dem Essen.

Bei starken Schmerzen stündlich 10 Tropfen COK 11.

Schlaflosigkeit

Schlafstörungen

Der Schlaf dient der Erholung des Körpers. Dazu werden das Bewußtsein und die willkürlichen Bewegungen herabgesetzt oder aufgehoben. Strenggenommen stellt der Schlaf eine Art Schutzmechanismus des Körpers dar, der den Zweck verfolgt, die verbrauchten physischen Kräfte zu erneuern. Eine riesige Anzahl Personen beiderlei Geschlechts und vieler Nationalitäten leidet an Schlafstörungen, wobei man zwischen Einschlaf- und Durchschlafstörungen unterscheidet. Die Zahl der jährlich auf der Welt geschluckten Schlaftabletten geht in die Milliarden.

Ursachen

Der Schlaf-Wach-Rhythmus wird vom Zwischenhirn gesteuert. Einschlafstörungen können entweder direkt durch Erkrankung des Schlafzentrums (Zwischen- und Mittelhirn) oder indirekt durch von außen kommende Störungen (Licht, Lärm, Geräusche, üble Gerüche) sowie durch körpereigene Störfaktoren (Sorgen, Angst, Streß, Furcht, Schmerzen usw.) ausgelöst werden. Zu reichliches Essen vor dem Schlafengehen oder der Mißbrauch von Nikotin können ebenso zu Schlafstörungen führen wie psychische Erkrankungen (Depressionen) und hormonale Fehlsteuerung (Klimakterium etc.).

Durchschlafstörungen, also vorzeitiges Wiederaufwachen, findet man besonders bei älteren Menschen. Der durchschnittliche Schlafbedarf des Erwachsenen beträgt etwa 8 Stunden und nimmt im Alter ab.

Symptome

Fast jeder Mensch hat schon einmal erlebt, daß er nicht einschlafen konnte, sei es aus Freude (Erwartung eines freudigen Ereignisses, Reisefieber) oder aus Kummer und Sorge gewesen. Das ist normal und ganz natürlich. Wenn man sich jedoch fast jede Nacht stundenlang im Bett herumwälzt, womöglich dabei noch hellwach ist und trotz Zählens von eins bis unendlich nicht einschlafen kann, dann ist das nicht mehr normal: man leidet unter Einschlafstörungen. Bei Durchschlafstörungen erwacht man bereits kurze Zeit nach dem Einschlafen und hat dann Schwierigkeiten, erneut einzuschlafen.

Color-Therapie

Die Hauptaufgabe der Color-Therapie besteht in der Wiederherstellung der natürlichen Schlafbereitschaft. Bestrahlungen mit Blau sollten deshalb unmittelbar vor dem Zubettgehen durchgeführt werden.
Noch besser ist es, wenn man, bereits im Bett liegend, Gesicht und Oberkörper sowie anschließend Hinterhaupt und Nacken bestrahlt. Um zu verhindern, daß der Strahler nach dem Einschlafen die ganze Nacht brennt, kann man diesen an eine elektrische Zeitschaltuhr anschließen, die es heutzutage in jedem Fachgeschäft preiswert zu kaufen gibt.

Zusätzliche Maßnahmen

Zweimal in der Woche ein Vollbad, mit Blau bestrahlt, unmittelbar vor dem Schlafengehen. Badedauer 10 Minuten. Badetemperatur ca. 34–36 °C. Das Badewasser sollte keinesfalls zu warm sein. Wer an chronischer Schlaflosigkeit leidet, sollte auch sein Schlafzimmer in Blau-Tönen halten.

Die Einnahme von Schlafmitteln ist auf die Dauer keinesfalls zu empfehlen. Erstens bringt der durch Schlafmittel ausgelöste Schlaf nie die Erholung, die der natürliche Schlaf vermittelt (man hat zwar »geschlafen«, fühlt sich aber am nächsten Morgen trotzdem unausgeschlafen, müde und abgeschlafft). Zweitens können bei starken chemischen Mitteln, besonders wenn diese über lange Zeit unkontrolliert eingenommen werden, Organschäden auftreten.

Color-Organ-Komplexe

COK 6: 3 × täglich 10 Tropfen vor dem Essen;
COK 12: abends und vor dem Zubettgehen 30 Tropfen.

Schmerzen allgemein

Mit dem Wort Schmerz bezeichnet man von der Körperoberfläche (der Haut) oder von inneren Organen ausgehende unangenehme oder quälende Empfindungen, die
das bewußte Wohlbefinden des Menschen derart stören,
daß andere Gefühle davon überlagert werden, weil es irgendwo weh tut. Der Schmerz ist gewissermaßen ein
Alarmsignal, man könnte auch sagen, er überwacht die
Gesundheit.
Viele, wenn nicht die meisten Störungen im naturgemä-
ßen Ablauf der Lebensfunktionen äußern sich in
Schmerzen der verschiedensten Art. Der Schmerz dient
dem Körper als Warnsignal und soll anzeigen, daß irgendwo das sinnvolle Zusammenspiel der Zellen oder
Organe gestört ist. Allerdings gibt es auch lebensbedrohliche Krankheiten, die anfangs keine Schmerzen verursachen und erst kurz vor dem Tode zu Schmerzen führen
(Krebs, Schrumpfniere etc.).

Ursachen

Innere oder äußere Verletzungen jeder Art, Krankheiten
und chronische Leiden, Vergiftungen und sonstige
schädliche Einflüsse machen sich in den meisten Fällen
durch Schmerzen bemerkbar. Die den Körper durchzie-
henden Nerven melden alle außergewöhnlichen Vor-

gänge an das Gehirn, das in seiner Eigenschaft als »Meldestelle« durch komplizierte Schaltvorgänge den Schmerz auslöst. Auch seelische Ursachen können Schmerzen auslösen, ohne daß Schäden oder Verletzungen vorliegen.

Symptome

Wenn man durch Unfälle, Verletzungen oder sonstige bekannte Einwirkungen Schmerzen erleiden muß, so sind diese je nach Umfang der Einwirkung fast immer lokalisierbar. Andere Schmerzen können in reißender, stechender, ziehender Form oder als dumpfes Druckempfinden an allen äußeren und inneren Stellen des Körpers auftreten. Oft sind die Schmerzen nicht direkt lokalisierbar. Da der menschliche Körper mit einem dichten Netz von Nerven durchzogen ist, können sich die Schmerzen auch an Stellen äußern, die weit entfernt vom Schädigungspunkt liegen.

Grundsätzlich gilt: Schmerzen aller Schweregrade, egal ob diese dauernd oder nur gelegentlich auftreten, müssen unbedingt durch den Arzt abgeklärt werden. Dazu gehören auch leichtere Schmerzen, die öfter auftreten und die man vielleicht nur als Unpäßlichkeit abtut.

Color-Therapie

Die Farblichtbestrahlung kann, wenn die Ursache noch nicht bekannt ist, nur zur momentanen Linderung dienen, bis der Arzt die Diagnose gestellt hat. Bis zum Besuch beim Arzt wird man deshalb die schmerzende Stelle und deren Umgebung alle 2 Stunden 20 Minuten lang mit Blau-Licht bestrahlen.

Color-Organ-Komplexe

Bei akuten Schmerzzuständen, zur momentanen Linderung, viertelstündlich 5 Tropfen COK 11.
Wenn die Schmerzursache feststeht, muß diese auf alle Fälle vorrangig behandelt werden.

Schnupfen

Rhinitis

Der Schnupfen, auch Nasenkatarrh genannt, ist eine typische Erkältungskrankheit, die fast jeder Mensch im Laufe seines Lebens gelegentlich oder auch häufig durchgemacht hat. Es handelt sich dabei um eine Entzündung der Nasenschleimhaut.

Ursachen

Der akute Schnupfen wird durch eine Virusinfektion ausgelöst. Durch Kälte- oder Nässeeinwirkung, bei Schwächung der körpereigenen Abwehrkräfte, auch nach Alkoholmißbrauch, ist der Körper dafür besonders anfällig. Ebenso kann Staubeinwirkung einen Nasenkatarrh auslösen. Während beim einfachen Schnupfen lediglich die Nasenschleimhaut entzündet ist, können in schweren Fällen auch die Nebenhöhlen (Kieferhöhle, Stirnhöhle, Keilbeinhöhle, Siebbeinzellen) in Mitleidenschaft gezogen werden und sich entzünden.
Da die Nebenhöhlen durch Öffnungen mit der Nase in Verbindung stehen, besteht die Möglichkeit, daß diese Durchgänge bei starkem Anschwellen der Nasenschleimhaut verstopft werden. Es kommt dann zu Druckschmerz im Bereich der Nebenhöhlen. In diesem Fall sollte man zur Sicherheit auf alle Fälle einen HNO-Arzt aufsuchen.

Falls Kinder einen Schnupfen bekommen, ist es ratsam, den Kinderarzt aufzusuchen, denn manche Kinderkrankheiten (z. B. Masern, Keuchhusten u. a.) beginnen mit einem Katarrh.

Symptome

Den gewöhnlichen Schnupfen mit laufender Absonderung eines wässerigen Sekretes der Nasenschleimhaut, geröteter Nase und leichten Störungen des Allgemeinbefindens kennt jeder aus eigener Erfahrung. Falls zu der Virusinfektion eine Infizierung mit Bakterien hinzukommt, kann der gewöhnliche Katarrh in einen eitrigen Schnupfen übergehen. In diesem Fall ist das Nasensekret mit Eiter, oft auch mit Blut vermischt.
Bei Beteiligung der Nebenhöhlen sind diese klopfempfindlich und schmerzen, wenn man leicht mit dem Finger in diesen Bereichen klopft (oberhalb oder unterhalb der Nasenwurzel links und rechts, etwa in Augenhöhe, sowie links und rechts vom Nasenflügel).

Color-Therapie

Sofort bei den ersten Anzeichen von Schnupfen bestrahlt man Nase und Gesicht in zweistündigem Abstand 20 Minuten mit Rot, um die Durchblutung anzuregen und den Katarrh »ausreifen« zu lassen. Auf dem Höhepunkt nach ca. 3 Tagen wechselt man auf Blau, damit das entzündete Gewebe abschwellen kann.

Color-Organ-Komplexe

Bei den ersten Anzeichen von Schnupfen nehmen Erwachsene stündlich 30 Tropfen, Kinder 20 und Kleinkinder 10 Tropfen COK 10.
Erwachsene, vorwiegend ältere Personen, sollten zur Unterstützung der Herzfunktion zusätzlich vormittags und nachmittags je 15 Tropfen COK 1 einnehmen.

Schulter-Arm-Schmerzen

Schulter-Arm-Syndrom

Man versteht darunter verschiedene Krankheiten, die sich im Bereich des Schultergürtels, Schultergelenks und Oberarmes äußern.

Ursachen

Neben dem Rheumatischen Formenkreis (s. d.) können Erkrankungen der Organe in Brust und Oberbauch (z. B. Lungen, Herz, Rippenfell, Gallenblase) einen Reizzustand herbeiführen, der sich in Nervenschmerzen im Schulter-, Arm- und Nackenbereich zeigt. Wenn die Krankheit unbehandelt bleibt, können daraus Muskelverhärtungen oder Muskelschwund, in schweren Fällen auch Knochenveränderungen entstehen. Diagnostische Abklärung ist also unbedingt nötig.

Symptome

Die Schmerzen strahlen von Schulter- und Halsbereich und der Innenseite des Oberarms über den Ellenbogen bis zur Hand aus. Meistens ist die linke Seite befallen, seltener die rechte.

Color-Therapie

Zur Behandlung der Schmerzen nimmt man Blau-Licht und bestrahlt in zweistündigem Abstand je Bestrahlung 20 Minuten lang die Schmerzstellen. Wichtig ist jedoch, die Ursache zu behandeln. Nach der Diagnosestellung wird man also, wenn ein erkranktes Organ für das Schul-ter-Arm-Syndrom verantwortlich ist, dieses vorrangig behandeln (z. B. bei Herzkrankheiten Rot auf die Herzge-gend, bei Gallenblasenerkrankungen Gelb auf die Leber-gegend usw.). Dazwischen können immer wieder Blau-Bestrahlungen zur Beeinflussung der Schmerzen gegeben werden.

Color-Organ-Komplexe

Bei akuten Schmerzen stündlich 10 Tropfen COK 11, zur Dauerbehandlung 3 × täglich 20 Tropfen vor dem Essen. Zusätzlich können je nach Ursache 3 × 20 Tropfen des entsprechenden Organmittels nach dem Essen gegeben werden.

Schwangerschaftsbeschwerden

Schwangerschaft ist die Zeitspanne, in der im weiblichen Körper ein befruchtetes Ei bis zur Geburt eines Kindes heranreift. Viele Frauen leiden während dieser Zeit, die im Normalfalle etwa 263–270 Tage beträgt, an Beschwerden, die oft sehr lästig sein können.

Ursachen

Durch die Umstellung des Organismus auf erhöhte Leistung sowie durch die an Volumen zunehmende Gebärmutter, die dadurch einen Druck auf benachbarte Organe ausübt (Magen, Blase, Darm), können sowohl körperliche als auch psychische Störungen entstehen. So kommt es zu Funktionsabweichungen der Innersekretorischen Drüsen, zur Beeinträchtigung des Blutkreislaufes und, durch die Zunahme der zu fördernden Blutmenge, zu einer verstärkten Belastung des Herzens, ferner zur Erschlaffung der Venen, woraus Krampfadern und Hämorrhoiden resultieren können.

Symptome

In den ersten drei Monaten empfindet man meist Brechreiz, Appetitlosigkeit, Schwindelgefühl, Heißhunger oder Gelüste auf die ungewöhnlichsten, verschiedensten

Speisen, während man vor anderen Speisen, die einem vor der Schwangerschaft gemundet haben, plötzlich Ekel verspürt. Auch Hautveränderungen sind möglich. In den letzten drei Schwangerschaftsmonaten treten häufig Magendrücken, Stuhlbeschwerden und vermehrter Harndrang auf.

Da man als selbstverständlich voraussetzen darf, daß heutzutage jede schwangere Frau ärztlicher Betreuung unterliegt und durch die Schwangerschaftsvorsorge optimal beraten wird, hat die Color-Therapie lediglich die Aufgabe, die mit der Schwangerschaft (Gravidität) verbundenen Beschwerden so gut wie möglich zu lindern. Fragen Sie jedoch auf alle Fälle immer Ihren behandelnden Arzt.

Color-Therapie

Die Behandlungsfarbe ist Violett. Täglich morgens und abends eine Ganzbestrahlung, 10 Minuten Körpervorderseite, wirkt sehr erleichternd.

Color-Organ-Komplexe

Zur Steigerung der körpereigenen Abwehrkräfte und zur Vorsorge gegen mögliche Infektionen nimmt man 3 × täglich 10 Tropfen COK 10 vor dem Essen. Empfindliche Personen können die Tropfen auch in etwas Wasser oder Fruchtsaft einnehmen.

Schwindel

Der Schwindel ist eine häufige und dazu sehr unangenehme Begleiterscheinung vieler Krankheiten. Deshalb müssen Schwindelzustände immer ärztlich abgeklärt werden. Fast jeder Mensch hat im Laufe seines Lebens erlebt, aus welchen Anlässen auch immer, daß ihm plötzlich schwindlig wurde.

Ursachen

Außer durch zu starke Dreh- oder Fallbewegungen sowie durch ungewohnte Gleichgewichtsveränderungen (Schiff, Rummelplatz usw.) und plötzliche Veränderung des gewöhnten Luftdrucks (Bergwanderungen, Höhenflüge) sind bei manchen Menschen auch Durchblutungsstörungen des Gehirns (Blutdruckabfall oder Blutüberdruck) dafür verantwortlich. Auch Erkrankungen des Innenohrs (Labyrinth) verursachen häufig Schwindel. Ebenso sind Kopfverletzungen, Alkohol- und Nikotinmißbrauch, vegetative Störungen, Vergiftungen und manche Infektionskrankheiten auslösende Faktoren für Schwindelanfälle. Auf weitere mögliche Ursachen kann hier nicht näher eingegangen werden.

Symptome

Man hat das Gefühl, als ob der Boden schwanke. Das Gleichgewicht ist gestört (Schwank-Schwindel). Eine andere Art ist der Dreh-Schwindel: hier glaubt man, daß sich der Boden dreht. Meistens sind die Schwindelzustände von Unbehaglichkeit, Übelkeit, Schweißausbruch oder Erbrechen begleitet.

Color-Therapie

Je nach Ursache, die der ärztlichen Diagnostik vorbehalten bleibt, muß immer das Grundleiden behandelt werden. Symptomatisch, d. h. zur momentanen Erleichterung, kann man bis zur Feststellung der auslösenden Faktoren Grün verwenden.
Es empfiehlt sich in zweistündigem Abstand die Bestrahlung von Gesicht und Brust, ca. 10 Minuten, und anschließend von Hinterhaupt- bis Schulterblattgegend abwechselnd, bis zum Verschwinden der Symptome.

Color-Organ-Komplexe

Der Einsatz der Mittel richtet sich nach der Ursache und kann deshalb nicht allgemein angegeben werden, sondern muß darauf abgestimmt sein.

Suchtkrankheiten

Nicht nur Jugendliche, sondern Menschen aller Altersgruppen sind heute mehr oder weniger der Versuchung ausgesetzt, übermäßige Mengen stimulierender Genußmittel zu konsumieren (Alkohol, Nikotin, Kaffee). Andere wiederum nehmen bei den geringsten Beschwerden oder Unpäßlichkeiten Schmerztabletten, oft schon als »Vorbeugung«, um keine Schmerzen zu bekommen. Eine der übelsten Zeiterscheinungen ist die Rauschgiftsucht. Über die Folgen und Auswüchse dieser Geißel wird ja laufend in den Medien berichtet. Soziologen machen vor allem unsere Wohlstandsgesellschaft dafür verantwortlich.

Ursachen

Meist liegen die Ursachen im seelischen Bereich oder sind in einem Fehlverhalten gegenüber der Umwelt zu suchen, wobei wiederum soziale oder gesellschaftliche Faktoren eine große Rolle spielen. Beim Erwachsenen sind Streß, Leistungsdruck, Vereinsamung, berufliche Überforderung, gestörte Familien- oder Partnerschaftsverhältnisse, zuweilen auch »körperliche« Beschwerden (wie z. B. Migräne) für den ansteigenden Verbrauch von alkoholischen Getränken, »Kettenrauchen« oder für den laufenden Genuß von starkem Bohnenkaffee verantwortlich. Jugendliche, oft noch Minderjährige, zum Teil sogar Schulkinder, werden aus Langeweile, Erlebnisdrang, Schulangst, Konfliktsituationen mit den Eltern oder anderen psychischen Ursachen zum Gebrauch von Rauschmitteln getrieben. In schlimmeren Fällen werden sie von sog. Dealern systematisch süchtig gemacht. Als einziges Mittel verbleibt dann oft nur die radikale Entziehungskur.

Symptome

Gegen den mäßigen Genuß von Wein, Bier, Spirituosen, die »Verdauungszigarette« oder »-zigarre« sowie die stimulierende Tasse Kaffee ist nichts einzuwenden. Auch die verordneten Schmerztabletten haben in akuten Fällen ihre Berechtigung. Wenn jemand jedoch all diese Mittel ständig in übermäßiger Menge und immer stärkerer Dosis nehmen muß, um überhaupt einigermaßen fit zu sein, dann kann man hier schon von Abhängigkeit oder Sucht sprechen.

Der Weg in die Abhängigkeit geschieht meist schleichend und über einen längeren Zeitraum hinweg. Die anfänglich geringen Mengen Genußmittel genügen nicht mehr, um leistungsfähig oder angeregt zu sein. Ohne Stimulans ist man nervös, leistungsschwach, zittert. Beschwerden der verschiedensten Art können sich einstellen, wie Übelkeit, Schwindel, Müdigkeit oder Kopfschmerz. Bei Rauschgiftsüchtigen zeigen sich körperlicher und geistiger Verfall, Appetitlosigkeit und Wahnvorstellungen als allgemein sichtbare Symptome. Die Auswirkungen auf das zentrale Nervensystem führen im Endstadium zu schrecklichen Erscheinungen. Dabei ist der Süchtige immer bestrebt, durch laufende Zuführung von Drogen den Zustand des scheinbaren Wohlbefindens aufrechtzuerhalten. Die anfänglich schwächeren Mittel werden im Laufe der Zeit durch immer stärkere ersetzt, man steigt auf »harte Drogen« um. Zur Beschaffung von »Stoff« ist dem Süchtigen jedes Mittel recht, er scheut auch nicht vor kriminellen Handlungen zurück.

Color-Therapie

Die Farblichtbestrahlung kann im Anfangsstadium eine gute Hilfe bieten. Allerdings bedarf jeder Suchtkranke unbedingt der Hilfe des Arztes. Nach Absprache mit dem Arzt können bei allen auftretenden Suchterscheinungen in zweistündigem Abstand je 10 Minuten Violett-Bestrahlungen auf Gesicht, Hinterhaupt- und Nackengegend eingesetzt werden.

Color-Organ-Komplexe

(Achtung! Nicht bei Alkoholsucht.)

Zur Dauertherapie COK 12: 3 × täglich 20 Tropfen vor dem Essen;
COK 6: 3 × täglich 20 Tropfen nach dem Essen.

Verstopfung

Hartleibigkeit, Obstipation

Normalerweise hat man täglich einmal Stuhlgang. Da jedoch jeder Mensch ein individuelles Wesen ist und der Darm seit der frühesten Kindheit zu seiner Tätigkeit »erzogen« wurde, gelten heute bei manchen Therapeuten die Grenzwerte: Stuhlgang zwischen dreimal am Tage bis alle 3 Tage einmal. Was also innerhalb der angegebenen Zeitspanne liegt, gilt noch als vertretbar. Viele Menschen, darunter in der Mehrzahl Frauen, leiden unter Verstopfung und können oft nur noch durch den regelmäßigen Gebrauch von Abführmitteln eine Darmentleerung herbeiführen. Man unterscheidet zwei Hauptarten der Obstipation:

1. Darmträgheit infolge eines erschlafften (atonischen) Darms
2. Darmverkrampfung (spastische Obstipation)

Daneben gibt es noch weitere Arten der Verstopfung, die auf unzureichenden Funktionen oder Erkrankungen der Verdauungsorgane beruhen (z. B. bei Leberkrankheiten die sog. hepatogene Obstipation), durch Tumore oder Einstülpung des Darmes. Die Diagnose muß also auch bei der Verstopfung immer dem autorisierten Therapeuten überlassen werden, da sich hinter scheinbar ungenügender Darmtätigkeit oftmals Erkrankungen der Verdauungsorgane verbergen können. Wenn sich die Verstopfung über längere Zeit hinzieht, wird sie chronisch. Die chronische Verstopfung zählt heute zu den Zivilisationskrankheiten.

Ursachen

Die Hauptgründe für Darmträgheit sind häufig in falscher Ernährung und sitzender Lebensweise zu suchen. Durch unsere überfeinerte, denaturierte Nahrung werden zu wenig Schlackenstoffe (hauptsächlich Cellulose) aufgenommen. Als Folge davon werden die Speisen fast restlos im Dünndarm verdaut und die spärlichen Reste im Dickdarm durch Wasserentzug so stark eingedickt, daß aufgrund des geringen Volumens keine ausreichende Muskeltätigkeit (Peristaltik), die zur Weiterbeförderung des Darminhalts benötigt wird, gewährleistet ist. Der ständige, oft jahre- oder sogar jahrzehntelange Gebrauch von Abführmitteln (Laxantien) bewirkt am Schluß oft nur noch das Gegenteil und fördert die Darmträgheit. Außerdem kann die Darmschleimhaut dadurch so stark gereizt werden, daß sie sich entzündet. Auch die Entartung der Darmbakterien (Darmflora) ist möglich.
Die spastische Obstipation beruht auf einer durch psychische Störungen ausgelösten Verkrampfung des Darms. Hier sind also seelische Ursachen die auslösenden Faktoren der Krämpfe (Spasmen).

Symptome

1. Darmträgheit
   Der Kranke hat nur in großen Abständen Stuhlgang und muß sich sehr anstrengen, was oft mit Schmerzen verbunden ist, um eine Darmentleerung herbeizuführen. Der Bauch ist hart und gespannt, meist auch

druckempfindlich. Daneben zeigen sich Appetitlosigkeit, übler Mundgeruch (foetor ex ore) verbunden mit
Zungenbelag. Müdigkeit und Kopfschmerzen treten
ebenfalls auf. All diese Symptome klingen nach der
Stuhlentleerung meist sehr schnell ab.

2. Spastische Obstipation
   Man hat das Gefühl, daß sich die Eingeweide zusammenziehen, verbunden mit Völlegefühl, manchmal
   auch kolikartigen Leibschmerzen. Der entleerte
   Darminhalt hat die Form von kleinen Kugeln (sog.
   »Schafskot«) und wirkt ausgetrocknet und zusam-
   mengepreßt.

Color-Therapie

Die Farblichtbestrahlung kann bei der Darmträgheit nur
eine unterstützende Funktion ausüben. Neben dem
schrittweisen Abbau der Abführmittel ist vor allem eine
gesunde, schlackenreiche Kost wichtig (rohes Sauer-
kraut, frisches Gemüse, Salate, Vollkornbrot und Sauer-
milch). Zusätzlich wirken eingeweichte Backpflaumen
oder Feigen sowie ein Teelöffel Leinsamen abführend.
Die Bestrahlungsfarbe ist Gelb, nach Möglichkeit 3 ×
täglich je 10 Minuten auf Brust, Ober- und Unterbauch
sowie Rücken- und Kreuzgegend.
Bei der spastischen Obstipation muß die Psyche ruhiggestellt werden. 2–3 × täglich 20 Minuten Blau auf Gesicht
und Oberkörper.

Color-Organ-Komplexe

Bei Darmträgheit: 3 × 15 Tropfen COK 5 vor dem Essen;
3 × täglich 20 Tropfen COK 3 nach dem Essen.

Bei spastischer Obstipation 3 × täglich COK 6: 20 Tropfen vor dem Essen;
3 × täglich COK 12: 20 Tropfen nach dem Essen;
COK 3: 2 × täglich vormittags und nachmittags je 20
Tropfen.

Wechseljahrsbeschwerden

Klimakterium

Unter Wechseljahren versteht man bei der Frau die Übergangszeit von der vollen Geschlechtsreife, in der die Frau imstande ist, Kinder zu gebären, bis zu dem Zeitpunkt, ab dem dies nicht mehr möglich ist. Im allgemeinen geschieht dies zwischen dem 48. und 52. Lebensjahr, durchschnittlich also mit etwa 50 Jahren. In manchen Ausnahmefällen kann das Klimakterium auch schon früher eintreten. Man hat hier als unterste Grenze das 43. Lebensjahr festgesetzt (Klimakterium praecox).

Während die Wechseljahre der Frauen fast jeder kennt, ist es weniger bekannt, daß auch der Mann »sein« Klimakterium durchmacht. Der medizinische Ausdruck hierfür lautet Klimakterium virile. Allerdings sind hier die Erscheinungen nicht so gravierend wie beim weiblichen Körper und auch nicht so an bestimmte Lebensjahre gebunden. Es kommt sehr selten vor, daß Frauen nach dem 52. Lebensjahr noch gebären. Es gibt jedoch viele Männer, die auch im höheren oder sogar hohen Lebensalter, manchmal noch mit über siebzig Jahren, voll zeugungsfähig sind.

Ursachen

Die Ursache bei der Frau liegt in der Umstellung der Hormonproduktion des Körpers: Es werden zu wenig Östrogene erzeugt. Dieses Hormondefizit löst entweder direkt oder auf dem Umweg über das Zwischenhirn Störungen im vegetativen Nervensystem aus, es kommt also zu Fehlregulationen. Da für das reibungslose Zusammenspiel aller Organe und Körperfunktionen ein ausgeglichener Hormonhaushalt als Voraussetzung gilt, ist das verständlich.

Beim Mann treten klimakterische Beschwerden dann auf, wenn das Gleichgewicht zwischen den Hormonen Testosteron und Androgen starken Schwankungen unterliegt.

Symptome

Unregelmäßigkeiten in der Monatsregel, längere und starke, oft auch nur Schmierblutungen in ungleichen Zeitabständen sind meist die ersten Anzeichen der beginnenden weiblichen Wechseljahre. Dazu kommen Hitzewallungen, Kälteschauer, Schweißausbrüche, Schwindel, Schlaflosigkeit, starke Stimmungsschwankungen und ein Leistungsabfall verbunden mit gelegentlichen Depressionen; Zustände von Reizbarkeit sind ebenfalls charakteristisch für das weibliche Klimakterium.

Beim Mann stellt man neben dem Nachlassen der körperlichen und geistigen Leistungsfähigkeit Herzklopfen, Angstzustände, Nervosität und Hitzewallungen fest. Hinzu kommt vermindertes Sexualverlangen und Potenzschwäche.

Es versteht sich von selbst, daß in allen Fällen grundsätzlich der Facharzt zu befragen ist. Auch sollte man keinesfalls auf regelmäßige Vorsorgeuntersuchungen verzichten.

Color-Therapie

Die verordnete medikamentöse Therapie läßt sich durch Ganzkörperbestrahlung mit Orange, 3 × täglich 10 Minuten Körpervorderseite und -rückseite, wesentlich unterstützen.

Color-Organ-Komplexe

Frauen: COK 8: 3 × täglich 20 Tropfen vor dem Essen.
Männer: COK 6: 3 × täglich 15 Tropfen vor dem Essen.

Wetterfühligkeit

Wetterempfindlichkeit

In den letzten Jahren hat die Meteoropathologie, die Wissenschaft, die sich mit dem Einfluß des Wetters auf den Menschen befaßt, zunehmend an Bedeutung gewonnen. Man weiß heute sicher, daß Witterungseinflüsse Allgemeinbefinden, Stimmung, Verhalten zur Umwelt, Reaktionsfähigkeit und Anpassungsfähigkeit an unvorhergesehene Situationen empfindlich beeinträchtigen können. Das Ansteigen der Verkehrsunfälle bei Föhn ist z. B. statistisch erwiesen.

Ursachen

Änderungen von Temperatur, Luftfeuchtigkeit, Luftdruck und Klima, plötzlicher Wechsel von Kalt und Warm und umgekehrt (Warm- und Kaltfronten), Föhneinbruch usw. wirken auf das vegetative Nervensystem. Dadurch kann es von Fall zu Fall zu einer Erschlaffung oder Anspannung der Gefäßnerven kommen, was wiederum die Kreislaufverhältnisse verändert. Bei empfindlichen Menschen können auch gewisse Nerven oder Nervenbahnen direkt reagieren, was sich dann in Schmerzen äußert.

Symptome

»Wir bekommen anderes Wetter«, sagen viele Rheuma-
kranke, Amputierte oder Personen, die durch irgendwelche Umstände einmal Narben oder Knochenbrüche ab-
bekommen haben. Meist kann man diesen Prognosen
vertrauen, denn der genannte Personenkreis spürt schon
vor dem allgemein erkennbaren Wetterumschwung
Schmerzen in den betroffenen Gelenken, an den Narben
und Bruchstellen oder in deren Umgebung.
Bei sonst gesunden, jedoch vegetativ labilen Menschen
äußert sich der Wettereinfluß in Form von Unbehaglichkeit, Gereiztheit, Unkonzentriertheit, Leistungsabfall,
dauerndem Gähnen, Reaktionsverzögerung, Arbeitsun-
lust, Kopfschmerzen, Schwindel, Müdigkeit oder ähnli-
chen Erscheinungen, denen keine erkennbare Organschädigung zugrunde liegt. Wetterfühligkeit ist weder al-
ters- noch geschlechtsbedingt.

Color-Therapie

Die Stabilisierung des Vegetativums erfolgt durch Grün-
Bestrahlung. Bei den ersten Anzeichen je 10 Minuten
Ganzkörperbestrahlung, Körpervorder- und -rückseite,
vornehmen. Diese Bestrahlung kann beliebig oft im Abstand von 2 Stunden wiederholt werden, bis sich die Beschwerden gebessert haben.

Color-Organ-Komplexe

Bei den ersten Anzeichen stündlich etwa 10 Tropfen
COK 1, zur Vorbeugung täglich morgens 10 Tropfen
COK 6.

Bibliographie

Agrippa von Nettesheim, H. C.: *Magische Werke.* Hermann Barsdorf Verlag, Berlin 1916.

Birren, Faber: *Color Psychology and Color Therapy.* University Books Inc., Secaucus/N. J. 1961.

Bondegger, Harry Winfield: *In zwei Stunden nicht mehr nervös.* Rudolph'sche Verlagsbuchhandlung, Freiburg im Breisgau.

Dunkel, Ulrich: »Der Frühling beginnt schon im Dezember« in: *Der Jäger,* Nr. 3/1976, John Jahr Verlag KG, Hamburg.

Eberhard, Lilly Elisabeth: *Heilkräfte der Farben.* Drei Eichen Verlag, München 1954.

Fogden, Michael und Patricia: Farbe und Verhalten im Tierreich. Verlag Herder, Freiburg im Breisgau 1974.

Forstner, Dorothea: *Die Welt der Symbole.* Tyrolia Verlag, Innsbruck–Wien–München 1961.

Frieling, Heinrich: *Gesetz der Farbe.* Musterschmidt Verlag, Göttingen 1968.

Frieling, Heinrich: *Mensch und Farbe.* Wilhelm Heyne Verlag, München 1975.

Konerup-Wanscher: *Taschenlexikon der Farben.* Musterschmidt Verlag, Zürich–Göttingen 1975.

Langsdorff, Georg von: *Die Lichtfarbenstrahlen.* Verlag Otto Nemnich, Wiesbaden 1900.

Lauffer, Otto: *Farbensymbolik im deutschen Volksgebrauch.* Hansischer Gildenverlag Joachim Heitmann & Co., Hamburg 1984.

Lichtenstein, F.: *Farben in der Medizin.* Zentralblatt für Gynäkologie 1950.

Marti, Ernst: *Vom Wesen des Potenzierens.* Verlag Freies Geistesleben, Stuttgart 1972.

Pawlik, Johannes: *Goethe, Farbenlehre.* Verlag DuMont Schauberg, Köln 1974.

Pschyrembel, Willibald: *Klinisches Wörterbuch.* Walter de Gruyter & Co., Berlin–New York 1977.

Schiegl, Heinz: *Sonne, Licht und Farben: Die Colortherapie.* Richard Pflaum Verlag, Naturheilpraxis Nr. 4, München 1977.

Schiegl, Heinz: *Moderne Farblichtbestrahlung.* Copyright by Fa. Herr-
mann KG, Nürnberg-Altenfurt 1977.
Schiegl, Heinz: Color-Therapie. Heilung durch Farbenkraft. Hermann
Bauer Verlag KG, Freiburg im Breisgau 1979.

Register

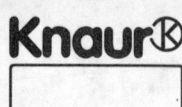
Knaur®

ALTERNATIV HEILEN

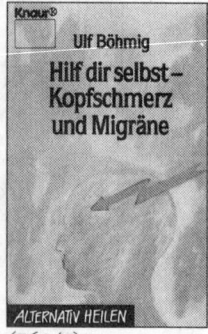

Knaur®
Ulf Böhmig
**Hilf dir selbst –
Kopfschmerz
und Migräne**

ALTERNATIV HEILEN

(76045)

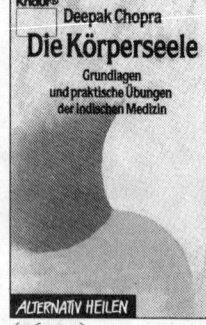

Knaur®
Deepak Chopra
Die Körperseele
Grundlagen
und praktische Übungen
der indischen Medizin

ALTERNATIV HEILEN

(76009)

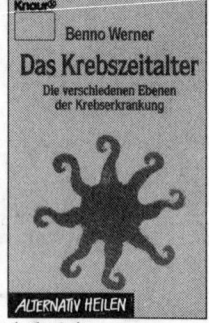

Knaur®
Benno Werner
Das Krebszeitalter
Die verschiedenen Ebenen
der Krebserkrankung

ALTERNATIV HEILEN

(76040)

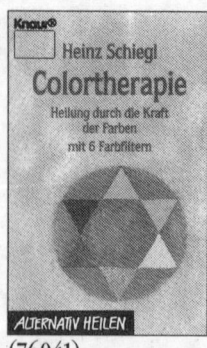

Knaur®
Heinz Schiegl
Colortherapie
Heilung durch die Kraft
der Farben
mit 6 Farbfiltern

ALTERNATIV HEILEN

(76041)

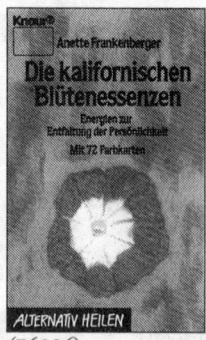

Knaur®
Anette Frankenberger
**Die kalifornischen
Blütenessenzen**
Energien zur
Entfaltung der Persönlichkeit
Mit 72 Farbkarten

ALTERNATIV HEILEN

(76036)

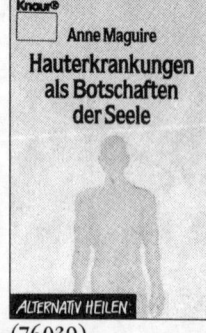

Knaur®
Anne Maguire
**Hauterkrankungen
als Botschaften
der Seele**

ALTERNATIV HEILEN

(76039)

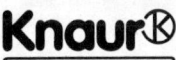

ALTERNATIV HEILEN

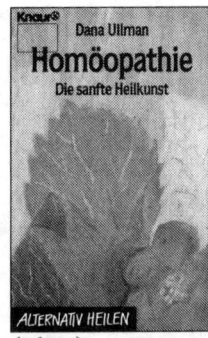

(76001)

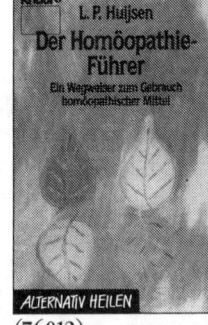

(76012)

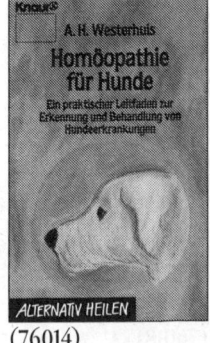

(76014)

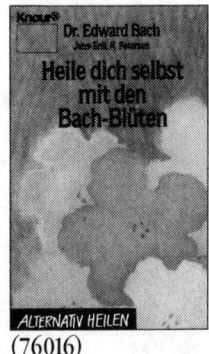

(76016)

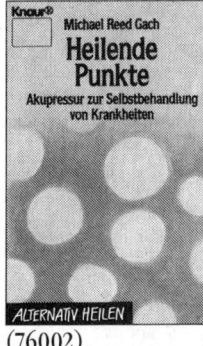

(76002)

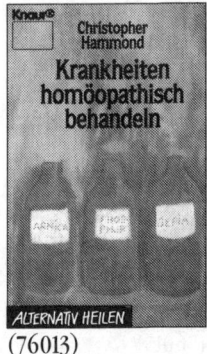

(76013)

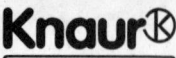

ALTERNATIV HEILEN

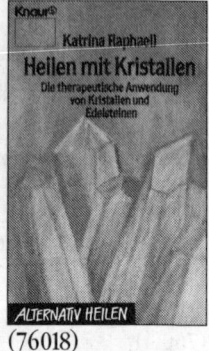

Katrina Raphaell
Heilen mit Kristallen
Die therapeutische Anwendung
von Kristallen und
Edelsteinen

ALTERNATIV HEILEN
(76018)

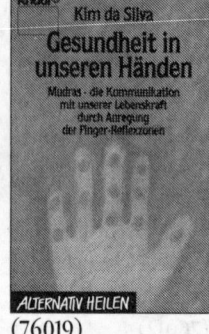

Kim da Silva
**Gesundheit in
unseren Händen**
Mudras - die Kommunikation
mit unserer Lebenskraft
durch Anregung
der Finger-Reflexzonen

ALTERNATIV HEILEN
(76019)

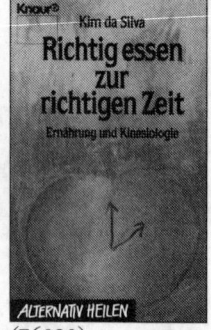

Kim da Silva
**Richtig essen
zur
richtigen Zeit**
Ernährung und Kinesiologie

ALTERNATIV HEILEN
(76020)

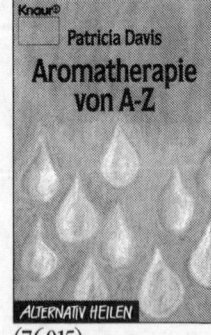

Patricia Davis
**Aromatherapie
von A-Z**

ALTERNATIV HEILEN
(76015)

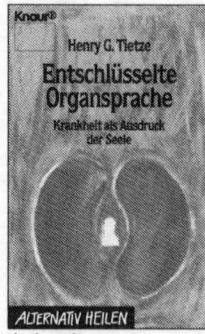

Henry G. Tietze
**Entschlüsselte
Organsprache**
Krankheit als Ausdruck
der Seele

ALTERNATIV HEILEN
(76023)

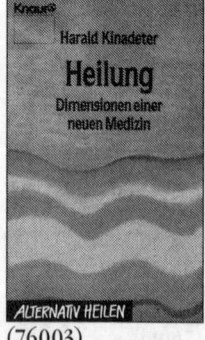

Harald Kinadeter
Heilung
Dimensionen einer
neuen Medizin

ALTERNATIV HEILEN
(76003)